癒やしのカウンセラーが見た
赤ちゃんを迎えた人がしている10のこと

不妊カウンセラー・ヒーラー
金丸綾花
Ayaka Kanemaru

JN240238

健康ライフ選書

SHUFUNOTOMOSHA

はじめに

はじめまして。

この本を手にとったあなたは、妊活の時間に「新しい生き方」をしてみたいと思われたのではないでしょうか。

私には、やがてあなたのもとへやってくるお空の赤ちゃんが導いてくれたように感じられます。

私はお空の赤ちゃんにお礼を伝えたい。

「お母さんとのご縁をつないでくれてありがとう」

未来の赤ちゃんのうれしそうな声が聞こえてきます。

「よかった〜！　お母さん、待っている間の妊活の時間を楽しんでね」。赤ちゃんのうれしそうな笑顔が目に浮かびます。

おなかに手を当ててみてください。あなたのおなかの中に赤ちゃんとなる命があります。

「卵子」は女性の体の中の「卵巣」という安心で安全な空間で生まれる日をずっと待っています。

あなたが悲しいときは、悲しいという気持ちが細胞に行きわたります。卵ちゃんも一緒に悲しんでいます。あなたがうれしくて喜ぶときは、うれしい気持ちが全身の細胞に行きわたり明るく元気になります。卵ちゃんもピカピカ輝いていることでしょう。

おなかに手を当てながら大きく数回深呼吸をして、こう言ってあげてください。

「今までありがとう。がんばってくれていたのね。これまで一人だけだと思っていたけれど、あなたはいつも一緒にいてくれたのね。気づかなくてごめんね。今日からは一緒」

改めまして。ソウルヒーラーの金丸綾花です。

今、私は個人セッション・グループセッション・セミナー・講演などを行っています。セッションを受けてくださっている方々の性別・年齢・職業はさまざまで、内容も妊活にとどまらず、子育て・人間関係・仕事・経営についてなど多様です。

ソウルヒーラーの私が「癒やしのカウンセラー」として、赤ちゃんを望む方に向けてこの本を書かせていただいたのには理由があります。

まず、一番優先していただきたいことはご自身を慈しむこと。やさしく「心の傷」を癒やし、ご自愛していただきたいのです。

なかなか赤ちゃんを授からない悲しみで、心も体もガチガチに硬くなってしまっている方。

夫との心の温度差を誰にも言えず、周りに悟られないようにふるまううちに心が冷え切ってしまった方。

母になりたい、ならなければと、見えない鎖に縛られている方。

たくさんの女性と接してきてわかったのは、みなさん、自分の人生を生きているようで、実は何かにとらわれている方が多いということです。

セッションの中で癒やされて自分自身を取り戻していくことによって笑顔が増え、体温が上がり、妊娠力が高まり、体外受精でないと授からない、と言われていた方が自然妊娠をした奇跡などに数多く立ち会ってきたのです。

心と体は一つです。

心が健康であれば体も元気になっていきますし、心に元気がないと体にも何らかの症状が現れてきます。元気な体と元気な心である状態のほうが、妊娠力は高まります。

私は夫と宮崎県宮崎市で「漢方の麗明堂」という薬局を営んでいます。

夫は漢方の専門家として、まだインターネットが普及していない30年以上前から全国のご縁のあった方の不妊の電話相談をしていまして、授かった赤ちゃんは北は北海道から南は沖縄まで全国１２００人を超えています。

漢方や質のよい健康食品は、先祖代々受け継いでいる体質、生活習慣・食生活で長年培ってきた体質、の改善にとても役に立ちます。

麗明堂で扱うアイテムは厳選していて、自然界の叡智《えいち》が宿ったものに限っています。

地球に住んでいる私たちが、同じ地球上で育まれた植物や動物の叡智を、「漢方」「健康食品」という形で口から体にとり入れるのです。

つまり、自然界のエネルギーが私たちの心身を整えてくれることになるのです。地球で生きるものとして、命をつなぐ存在として、乱れてしまった心と体を整えることで地球にとって必要な命を存続して地球とともに生きていく、ことにつながると思いませんか?


体質改善のための漢方については、専門家である夫が執筆しました。

母になること・父になることは「未来に命をつないでいく」ことです。

この1冊に出逢ったあなたの人生が、これから健康で幸せでありますように。

心からお祈りしています。

Contents

第3章

夫とのすれ違いを乗り越えるためにしたこと

第4章

「二人目不妊」に悩んだら考えてほしいこと

CHAPTER

第1章

Infertility Counseling

ようこそ癒やしの
カウンセリングルームへ

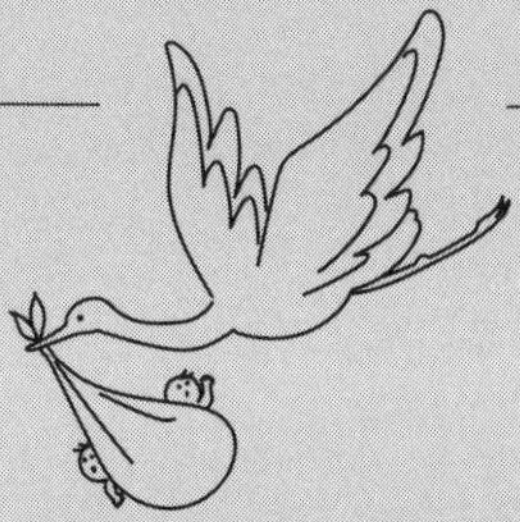

妊活期間とは神様がくれた「人生を見直す時間」

私の不妊カウンセリングは、単に漢方薬やサプリメントを紹介し、妊娠に向けた体質改善のお手伝いをすることではありません。

「自分が自分という人間として生まれてきたことを、幸せだと感じること」

赤ちゃんがいてもいなくても、そう感じられる人生を送ってほしい。私はそんな願いをこめて、月1回1時間のカウンセリングを通して、みなさんの妊活をサポートしています。

私は赤ちゃんを待つ期間を「幸せになるために、神様が与えてくれた自分の人生を見直す時間」だととらえています。妊活の末、最終的に赤ちゃんが授かれば、喜ばしいことに違いはないのですが、かといって「その夫婦に赤ちゃんが授かれば幸せ、授からなかったら不幸」というわけではないと思うからです。

ですから、「授かること・産むことが目的」と考える人には、私のカウンセリングは、違和感が生じるかもしれません。

では私のカウンセリングで具体的にどんなことをしているのか、ご紹介しますね。

体質改善は「生まれてくる赤ちゃんのため」でもあります

私が重要だと考えているのは、今、その人の食事や生活習慣も含めて、どんなマインドで妊活をしているのかということ。漢方薬やサプリメントの効果を最大限に発揮するためには、食事や生活習慣を改善し、どれだけマインドを整えることができるかが、大きな決め手になる——これが私の考えです。

そのためカウンセリングでは、初回は約3時間かけて、じっくりとお話をお聞きします。年齢や職業、治療歴、不妊歴、家族構成や兄弟構成、生理周期や生理痛の有無など…。その後、妊娠のしくみについて詳しく解説します。最近はご自身で調べて勉強される方もいますが、基礎体温表の高温期や低温期、その見方や記録する理由なども説明します。卵子のもとである原始卵胞は年齢を重ねるごとにどんどん減っていくことや、原始卵胞が育ち排卵されるまで、少なくとも3カ月は必要なため、体質改善も3カ月以上はかかることも最初に理解していただきます。

体質改善はもちろん「妊娠しやすい体」になるために行いますが、それだけではありません。本当は「生まれてくる赤ちゃんのため」なのです。

我が子が生まれたら、お誕生日プレゼントやクリスマスプレゼントなどを贈ることはできますよね。でも、生まれる前、名前のプレゼントより先に、お母さんのおなかにいるときにあげられるプレゼントが「赤ちゃんの元気な体」です。

赤ちゃんはお母さんから栄養をもらって、おなかの中ですくすくと成長していきます。逆に栄養が足りなかったり、体によくないものをとったり、生活習慣が乱れていれば、赤ちゃんの体はどうなるでしょう？

妊活中の今できることは、どれだけ元気なよい細胞・血液の質をもった体で産んであげられるのかということ。それが赤ちゃんへの母親としての最初のプレゼントなのです。

育自日記で、日々の振り返りと夫への愛の再確認

ひととおりお話を理解し、体質改善を希望された方には「育自日記」というノートを書いていただくことをお願いします。「育児」ではなく「育自」。生活習慣や食事内容を見直し、「授かりやすい体に自分を育てるため」の日記です。

1ページ目には、どんなお母さんになりたいのか、赤ちゃんを授かって生まれた

らどこへ行きたいのか。将来こうありたいという自分の夢を思い描いて書きます。2ページ目からは日付と起床・就寝時間、体温、漢方薬やサプリメントも含めて口にしたものすべて、その日の出来事とその日の気持ち…などを書きます。さらに夫に対して「○○してくれてありがとう」と思うこと、自分に対して「○○できてえらかったね」と思うことを書きます。

妊活中は落ち込むことも多いので、自分をほめてあげることはとても重要。「私は何もできないから、赤ちゃんも授からないんだ」というマインドから、自己肯定感を高めるマインドへ変えていくトレーニングになります。

夫に対して感謝の気持ちを書くことには、「だから私はこの人と結婚したんだ」という気持ちの再確認の意味があります。妊活して子どもが欲しいと思うのは、愛する人の子どもだからですよね。でも妊活をしていると、この根本の部分をないがしろにしがちです。幸せな子どもを育てるためには、夫婦が愛し合っていることが大前提。このことは絶対に忘れてほしくないと思っています。

　この日記は生活習慣の振り返りの意味もありますが、もう一つ、ここにイメージトレーニングを加えます。成長した子どもが、将来この日記を読んだとき、どんなにうれしいでしょう。これを読めば、自分のお母さんが自分をどれだけ望んでくれていたか、妊娠するためにどれだけがんばって変わってくれたかわかると思うのです。子どもに、もしつらいことがあっても「こんなにがんばったお母さんの子どもだから、自分も大丈夫だ」ときっと自信がもてると、想像してみる。これがイメージトレーニングになります。

　2回目からのカウンセリングは、「育自日記」を見ながら進めます。食事が買ってきたお惣菜ばかりだったり、就寝時間が深夜だったりなど、避けたいところには赤丸をつけます。そうやってノートを見ながら1カ月を振り返り、授かりやすい体、授かりやすいマインドになるためにはどうしたらいいのかを、一つずつ一緒に考えていく…これを妊娠・出産するまで月に1回くり返していきます。

赤ちゃんを授かり、産み、その手に抱く日に向けて、心と体を整えるお手伝いをする。これが私のカウンセリングルームの目的なのです。

CHAPTER

第2章

Infertility Counseling

赤ちゃんを授かるために変えたこと

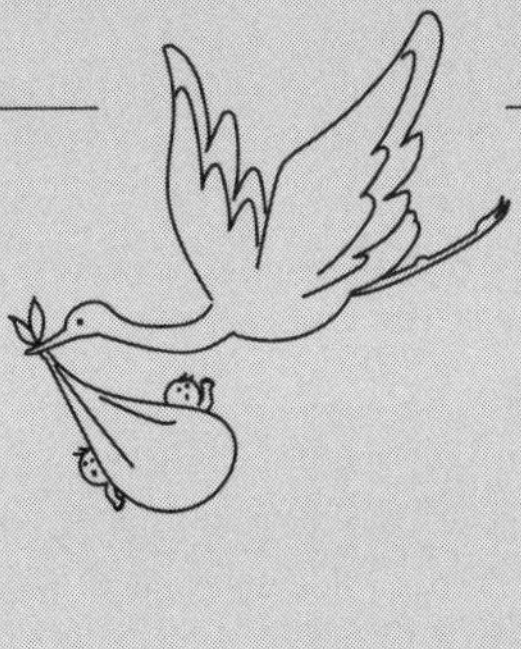

CASE 01

子宮筋腫あり。「母になる覚悟」を決め本気の体質改善

来店時の年齢／41歳（夫41歳）

妊活歴／約3年

Profile

お名前●田端涼子さん（仮名）

仕事●店舗スタッフとして毎日忙しく働き、休みもとりづらい

これまでの治療●病院へは行かず自己流でタイミングをとっていた

性格●おとなしく、物事に対して真剣に真面目に取り組む

夫婦関係●非常に仲がよく、何でも話し合える

「41歳、大きな子宮筋腫あり」でもあきらめないで！

カウンセリングを受けるために、高速道路で1時間以上かけて来店されていた涼子さん。「赤ちゃんを授かるために、できることは何でもやってみたい」と来店されました。

さっそく話をうかがうと、病院へはあまり行きたくないご様子。お住まいが地方の小さい町だったこともあって、不妊治療を専門とする病院が少ないということも理由の一つのようでした。でも、涼子さんは41歳。のんびりしている余裕はありません。

涼子さんの基礎体温のグラフには乱れがありましたし、カウンセリングの結果、「お血《けつ》体質」だということもわかったので、漢方薬やサプリメントを飲んで体を整えながら、並行して病院で基礎的な不妊検査も受けていただく、ということで初回のカウンセリングを終えました。

2度目のカウンセリングは、病院での不妊検査を終えたあとでした。お仕事が忙しく、病院へ行く時間がなかなかとれなかったようですが、涼子さんはなんとか時間を見つけて検査に行かれました。しかし検査の結果、こぶし大ほどの大きな子宮筋腫があることが判明。このままでは妊娠しづらい可能性があることがわかったのです。

涼子さんは非常に落ち込んでいらっしゃいましたが、私は悲観していませんでした。というのも、同じように子宮筋腫があったものの、体質改善の末、無事妊娠した例を何人も見てきたからです。

私は「正直にお伝えしますね」と前置きしたうえで、次のようにお話を始めました。「私はどんな人に対しても『大丈夫！必ず妊娠できます！』とは断言しません。でも、私が今まで何人もカウンセリングをしてきた経験をふまえて言うと、涼子さんは妊娠できる気がするんです。最終的に妊娠できるかどうかは神様の采配だから、私がそう思っても妊娠できないこともあります。これから涼子さんが改善すべきことは多いし、がんばらなきゃいけない場面も出てくる。でもそれらを克服すれば、涼子さんは大丈夫な気がするの」

カウンセリングをしていると「言語」ではなく「非言語」のほうが伝わることって多いなと感じます。口先だけの言葉で励ますことなら、いくらでもできますよね。でも心の底から思っていることを正直にまっすぐに伝えると、言葉ではない部分の、私の思いが伝わるんです。涼子さんにも「この人は自分を慰めるために言ってるんじゃない」ということを実感してもらえたのだと思います。

こうして、あきらめの気持ちが出ていた涼子さんは再びがんばってみることになったのです。

食生活の問題点を涼子さんと一緒に、無理なく一つずつ解決

私がまずアドバイスしたのは、食生活の改善でした。

仕事が忙しいのと、料理があまり得意ではないこともあって、食事は買ってきた惣菜が多いようでした。お店の惣菜は揚げ物などが中心で、排卵障害のリスク因子であるトランス脂肪酸を多く含んでいる可能性があります。ですから、和食か洋食でしたら、さっぱりとした和食が理想的。パンやパスタなどの小麦の加工食品に含まれるグルテンは消化器官で分解されにくく、腸内環境を悪化させる恐れがありますから、そういう点でも和食がおすすめなのです。

涼子さんはもともと真面目な方です。ご自身でも食生活の改善をしなくちゃ！とわかっていらっしゃいましたが、料理が苦手なうえに時間もない。できない自分を責めて、逆にストレスがかかってしまうようでは意味がありませんから、涼子さん

と一つずつ解決策を考えることにしました。

たとえば朝食にパンを食べているなら、ご飯に切り替え。時間に余裕があるなら、出汁をとって野菜を切って、自分でみそ汁を作っていただくのが理想ですが、それが難しいならインスタントみそ汁でもいいんです。これならお湯を注げばできあがりますから、ご飯さえ炊いておけば「あっという間」に朝食が完成します。

また夕飯のために惣菜を買うときにも、注意してほしいことを伝えました。主菜は揚げ物よりも、焼き魚や煮物などがおすすめです。外食をするなら、パスタやラーメンではなく、和定食のほうがいいことも話しました。

こうやって涼子さんが食生活を見直すにあたり、無理なく、がんばらずにできることを一つ一つ考えていきました。一気にすべてを変えるのは難しいですから、「こういうときは、こっちを選ぶ」ということを少しずつ増やしていくようにしたのです。

未来の我が子にも、揚げ物ばかりの食事を与えますか？

食生活でもう一つ問題だったのは、涼子さんが甘いものを大好きだったこと。甘いお菓子やジュースを食べたり飲んだりしすぎると、「糖化」という現象によって体がサビつき、肌や細胞、血液の質に影響を及ぼし、卵巣や子宮への血のめぐりも悪くなってしまうと考えられます。

とはいえ、それまでの食事をガラリと変えたり、大好きだったものを急に我慢したりするのは、決意したその日は達成できても、継続するのは容易ではありませんよね。涼子さんもそうでした。

そんなときは、想像してみてください。

このまま今の食生活を続けて、もし赤ちゃんが生まれたなら、どうなるだろう、と。揚げ物中心のお惣菜ばかり食べたり、甘いものを好きなだけ食べたりしても、自分だけだったら「まぁ、いっか」となるのもわかります。

でもこのままの食生活で赤ちゃんを産み育てると、いつしか大切な我が子もあなたと同じような体質になり、同じような悩みで苦しむ可能性があるかもしれません。

もしも目の前に我が子がいたとしたら、どんな油を使っているかもわからない、買ってきた揚げ物ばかりのお惣菜を毎日食べさせますか？

チョコレートやケーキを制限なく、好きなだけ食べさせますか？

きっと多くの人が「食べさせたくない！」と答えるはずです。

いずれお母さんになりたいと願うのなら、妊活中の今から、未来の我が子のことを考えてみましょう。我が子と家族の未来に対して、責任と覚悟をもつこと。それを今から意識してほしいのです。

それは生活リズムも同じです。

涼子さんの夫は帰りが遅く、毎晩遅くまで起きて待っていました。

でも、もし今お子さんが生まれて、お子さんが「パパが帰ってくるまで待つ」と言って遅くまで起きていたら？

これも多くの人が「待ちません」と答えますよね。もちろん涼子さんも同じでした。この問題はお子さんが誕生して以降も、きっと悩まされるはずです。妊活中の今のうちから、夫婦で話し合っておいてほしいと思います。

こうやって涼子さんの食事、生活習慣に対する考えを一つ一つ見直していきました。最初のうちは甘いものもやめられず、赤ちゃんが欲しいと思いながらもなかなか自分の意識を変えられなかった涼子さんですが、毎月カウンセリングでお話ししていくうちに、少しずつ変化していきました。

不妊治療専門クリニックへの転院をアドバイス

涼子さんが不妊検査をした病院では、妊娠しづらい大きさの子宮筋腫があることはわかったものの、それ以降の治療についてはあまり専門ではなかったようで、今後の不妊治療をどうすべきか迷われていました。

そこで私は県内でも定評がある不妊治療専門クリニックへの転院をご提案しました。涼子さんの自宅からその病院まではかなり遠く、通院には非常に時間がかかります。でもご夫婦の「子どもが欲しい」という本気度に比べれば、その距離など問題なかった様子。定期的に開かれていた説明会に参加して、結果的にお二人はその病院に通われることになりました。

専門クリニックでの診察で、子宮筋腫は想像以上に大きいこと、ポリープも複数あることがわかりました。そのため手術で子宮筋腫やポリープを切除し、子宮の中をきれいにしてから、体外受精をするという治療方針になりました。術後数カ月は子宮を休ませなければなりませんから、それをふまえると体外受精まではおよそ半年近く時間があることになります。そこで体外受精に備えて、今まで以上に食事を含めた生活習慣に気をつけて体質改善に取り組むことを、涼子さんに提案しました。

その体質改善の一つとして、涼子さんが取り組まれたのがファスティングです。肥満の方の場合、ダイエットによって卵巣機能がよくなるという研究データがあります。涼子さんは肥満というほどではありませんでしたが、ご自身で決めて月に3日間、取り組むようになりました。

「やっているつもり」と「本気でやる」は違います

ファスティングを続けるには強い意志が必要です。

目の前に大好きなスイーツがある。でも甘いものを食べすぎるのは妊活にはよくないことはわかっている。そんなとき、どちらを選ぶのか？

「まぁ、いっか」とスイーツでおなかいっぱいにしてしまう前に、「未来の赤ちゃんのために、〝母親〟として何ができるのか」を考えてほしいのです。

カウンセリングでは「赤ちゃんが欲しいと思うのは、なぜですか？」とお聞きするようにしていますが、「友達がみんな出産しているから」とか「赤ちゃんまだなの？って聞かれるので」のような、自分ではないところに理由がある人は、食事や生活習慣を改善し、それを維持し続けることは難しいと、経験上感じています。

なぜなら「赤ちゃんが欲しい気持ちより、自分の欲求のほうが勝るから」です。

「食生活の改善が続けられないんです」「つい食べちゃうんです」と言う人には、少し厳しいかもしれませんが、私はこうお話しします。「私は、困らないからいいんですよ」と。

「漢方薬やサプリメントを買って、カウンセリングを受けていただくのは、私はちっとも困らないんです。改めて質問します。ご主人のことを本当に愛していますか？　何のために毎月カウンセリングを受けているのですか？　漢方薬やサプリメントを買うお金があれば好きなものを買えるし、旅行にだって行けるかもしれない。なのに、これだけのお金をかけてでも続けているのは、なぜですか？」

答えはもちろん「愛するパートナーとの子どもが欲しいから」です。しかし、これほど明快な答えが、潜在意識レベルでわかっていない方が実は圧倒的に多いのです。漢方薬やサプリメントのためにお金を払っていることが、生活改善をしているつもりに、生活改善ができているつもりになってしまうんですね。がんばっているようで実は具体的に行動を変えていない自分、目標とすることができていない自分を認めたくないからです。

でも妊活において大切なのは「お金のかからない部分に、どれだけ本気で向き合えるか？」だと私は断言します。

未来の子どものために、母としての自覚をもち、自分の生活を変えられるのか。

パートナーを愛し、二人で一緒にお金よりも大事なもののためにがんばれるのか。

こうしたことに正面から本気で向き合うことで、自身を見つめ直し、それが素晴らしい妊娠力となるのです。

妊活は自分の欲求、夫婦関係と向き合うチャンス

こうしたカウンセリングを通して、涼子さんはさらに少しずつ変わっていきました。当初はカウンセリングで何度も泣いて、「ダメかもしれない」と気弱になっていましたが、自分の欲求に向き合いました。できていない自分を認め、また目標に整合した行動に変える。それをくり返していくうちに、心が強くなり、安定していったようでした。

さらに涼子さんご夫婦はコミュニケーションがとれて、ちゃんと話し合いができていたのも大きかったと感じています。意思の疎通がしっかりとできているご夫婦は、基本的にどんな場面においても強いもの。パートナーも妊活に前向きで、処方

された漢方薬をしっかり飲み、「二人でがんばろう」という気持ちが揺るぎない様子でした。

子宮筋腫の手術をして5カ月後。涼子さんは体外受精で妊娠、その後、とてもかわいらしい男の子を出産されたのです。

Message from Ayaka ―― 綾花先生からのメッセージ

涼子さん、休みにくい仕事をなんとかやりくりして、カウンセリングと遠い病院へ通いましたね。「後悔のないようやれることは全部したい」と体質改善を続け、自分自身にも向き合い続けた姿は本当に素晴らしく、感動していました。

赤ちゃんは「ここまでしてくれて、ありがとう」という気持ちで涼子さんのもとにやってきてくれたと思います。

妊活格言

Ayaka's Proverb

妊娠力を上げるには「お金がかからないこと」に本気で向き合い、行動することが大事。

お金をかける治療＝不妊治療ではありません。食生活や生活習慣など、日々の過ごし方を見直すことも、赤ちゃんを授かるための大事なステップです。「やっている」と、「やっているつもり」は違います。

CASE 02

生活の優先順位を見直して「蓄積した疲労を取り去る」を最優先

来店時の年齢／42歳（夫42歳）
妊活歴／約1年

Profile

お名前●小林彩美さん（仮名）
仕事●教員
これまでの治療●体質改善のために、1年前から漢方薬を服用
性格●真面目で、頑張り屋
夫婦関係●仲はよく、不妊治療に対して夫も前向き

仕事と家事で毎日ヘトヘト。疲労こんぱいに

彩美さんは、小学校の教員。スレンダーで、とてもきれいな女性です。基本的な漢方薬の服用で体質改善を行っていましたが、赤ちゃんを授からないでいました。私の夫である担当の漢方薬剤師から、漢方だけでなく心のケアもしてみては？と提案があり、私のカウンセリングを受けていただくことになりました。

話をうかがうと、彩美さんは単に勉強を教えるだけではなく、お子さんたちを細やかにケアしています。「子どもたちを指導することに、とてもやりがいを感じている」と話してくれましたが、目の前の彩美さんは体力的にも精神的にもギリギリのよう。肌の感じも含めて、全身から疲れ切っている様子がにじみ出ていましたし、気力も失われているように思えました。

ご自身もそれは実感されていて、仕事に家事にと、日々を過ごすだけで精いっぱ

い。カウンセリングを受ける方に必ずお願いしているノートの記入も、疲れ切っていて書けないほどでした。

体が疲れ切っていると、漢方薬も効果を期待できません

カウンセラーとしての経験上、彩美さんのように体が疲れ切っている方の場合は、いくら漢方薬を飲んでも妊活への効果は期待できないと、感じています。彩美さんは1年以上漢方薬を飲み続けていると聞いていましたが、それだけでは補えないほどの疲れがあるのでは？と考えました。

同じような生活をしていても、疲れやすい人もいれば、疲れにくい人・いつも元気な人がいます。これはもって生まれたもの、遺伝的な要素も関係します。加えて、どのような生活をしているか、たとえばきちんと栄養バランスのよい食事をし

ているか、十分睡眠がとれているかなども影響するでしょう。もともと虚弱な体質に加えて、先生というハードなお仕事による影響もあったと思います。

42歳という年齢のこともあり、彩美さんは体外受精を希望されていましたが、その前に「まずは疲れをとることを優先しましょう」とご提案しました。体外受精を希望して病院へ行くと、早ければ1～2カ月後には採卵して移植してと、あっという間に治療スケジュールが進んでいきます。しかし、今の彩美さんの体では、体外受精でも妊娠は難しいはず。であればあえて、体の疲れをとって体調を整えてからでも遅くはないと思いました。

妊娠にはエネルギーが必要です

「疲れ」がそんなに妊娠に影響するの？と思う方もいるかもしれませんね。仕事も育児もしながら疲れを感じない人なんて、ほとんどいないでしょうし、そんな状況でも妊娠する人はたくさんいます。「疲れはあっても、生理が順調で排卵もしていれば問題ないのでは？」と思ってしまうのも当然です。

東洋医学等で学んできた中で、私は妊娠にはエネルギーが必要だと考えます。

毎月順調に生理がくることと、卵が受精卵になりうるような質かどうかは別問題。受精卵が子宮内膜に着床するときにも大きなエネルギーを必要としますから、もし無事に受精卵ができたとしても、エネルギーが備わっていない受精卵ならば、妊娠の成立は難しくなってしまうのです。

たとえるなら、日々の生活を過ごしながら、激しいロッククライミングをするようなもの。仕事をして、家事をして、そのうえロッククライミングをしてくださいと言われたら…できませんよね。そんな体力ありません！となるはずです。

妊娠も同様で、毎月生理はあるし排卵はしていても、妊娠にいたるだけのエネルギーがないのなら、それは「体が疲れ切っている」状態。自分自身の体を動かすエネルギーに加えて、もう一人の人間を体の中で育てるために分け与えられるエネルギーがないと、妊娠はうまくいかないのです。

妊娠？ 仕事？ 今、自分にとって一番大事なことって？

最近は結婚し、妊娠・出産後も働き続ける人が増えています。女性が社会で活躍することは非常に喜ばしいことですが、一方で、仕事に家事にと、女性への負担が増しているのも事実。仕事も妊活も必死になりすぎて、ヘトヘトに疲れ切っている人も多いように感じます。

それに、気持ちのうえでは「私はいつも元気！ 疲れていません！」と思っている人でも、実は体が悲鳴をあげているということもあります。自分の体の声によく耳を傾けてみてください。そして「疲れ」を感じるなら、いったん立ち止まってみましょう。そして問いかけてみてほしいのです。

「自分にとって、今一番大事なのは子どもをもつことなのか？　それとも仕事なのか？」

女性にとって妊娠が可能な時間には限りがあります。もしも、なかなか妊娠できない原因が就業状況にあると感じるなら、思い切ってしばらく仕事を休むことも考えてみてほしいのです。

ただし「休みたいけど、休めない」という場合もありますよね。でもそれって、本当に休めないのでしょうか？「周囲に迷惑をかけるのが申し訳ない」「私さえ我慢すれば…」という無意識の自己犠牲になっていませんか。

他の誰も、あなたの人生を保証してくれません。自分の人生は、自分で責任をとらなければならないのです。

自分を大切にしてください。

大切なものを、本当に大切にしてください。

自分の人生で「何を大切にするのか」を見つめ直してほしいと思います。

何かを得るためには、何かを失う覚悟も必要です

疲れ切っている彩美さんには、細胞のミトコンドリア活性化が期待できるドリンク剤をおすすめしました。ミトコンドリアには生きるためのエネルギーを作る役割があり、人間の健康に深く関わっています。それ以前にも彩美さんのような疲れがある40代の方に飲んでいただき、気力が回復し元気になり、そして妊娠した例をいくつも見てきましたので、自信をもって彩美さんにおすすめしました。

ただ、実はこれ、少々価格がお高めです。

体力を回復させるには、一定期間飲み続けていただく必要があるのですが、気軽に「ちょっと試してください」とは言いにくい金額です。

彩美さんの選択は…お金を使ってでもしっかりと自分でエネルギーを作れる体にすることでした。仕事を休むことも、仕事量を減らすこともできない状態で、この現状を変えるためにできることは、彩美さんにとっては「相応のお金を支払ってでも、元気になること」だったんですね。

何かを得るためには、何かを失う覚悟も必要だと、私は思っています。希望の大学に合格するためには、時間を使って勉強する必要があるでしょうし、仕事で結果を出したいなら、その仕事を極めるために努力する時間が必要です。「あれもこれも欲しいけれど、何も手放したくない」のは無理な話。何も失わないまま、どちらも選ばないままでは、これまでの状況と何も変わりませんから。

マイナスだった体力を改善したら…妊娠！

このドリンク剤を飲み始めた彩美さん、「本当に疲れのとれ方が違います！」と、とても喜んでくださいました。毎朝起きるのがつらく、目が覚めても体が重かったのに、目覚めがよくなったということでした。

私から見ても、疲れがとれたことで明るくなったように見えました。もともと暗い方ではなかったので、元気が出てもとの状態に戻った、ということなのだと思います。

以前の彩美さんは仕事を終えて家に帰るとヘトヘトの状態で、帰宅後に家族と話をすることすらままならなかったそうですが、ドリンク剤を飲み始めてからは、

「今日、こんなことがあった」などと、家族と笑顔でコミュニケーションをとれるようになったそうです。

1カ月間ドリンク剤を飲み続けて体力を取り戻すことができた彩美さんには、2カ月目からは漢方薬で戻った体力を維持していくようにアドバイスをしました。

そして私のカウンセリングを受けて3カ月後――。彩美さんは当初希望していた体外受精ではなく、自然妊娠をすることができたのです。経済的な負担はあったと思いますが、赤ちゃんを育むエネルギーに満ちた体を手に入れた彩美さん。あのとき、「どうしてもお母さんになりたい」「そのために、お金をかけよう」と覚悟を決めて下した決断は、間違っていなかったと私は感じています。

Message from Ayaka —— 綾花先生からのメッセージ

これまでの状況を変えるために、覚悟をもって妊活しカウンセリングに通った彩美さん。私自身も驚いたほど、短期間で自然妊娠しましたね。「疲れ」が妊娠の妨げになっていたのだと、改めて実感したケースでした。自分を大切にするという意味を理解してくれてありがとう。

妊活格言

Ayaka's Proverb

妊活においては「たかが疲れ」とあなどってはいけません。

疲れ切っている体では、赤ちゃんを育むエネルギーを分けてあげることができません。女性が妊娠できる期間には限りがありますから、疲れをとるために何をすべきか、考えてみましょう。まず疲れをとり、元気な体を取り戻しましょう。

CASE
03

男性不妊。夫に変わってほしいときは まず自分が変わる

来店時の年齢／31歳（夫32歳）

妊活歴／約半年

Profile

お名前●山本小百合さん（仮名）

仕事●会社員

これまでの治療●通院歴なし

性格●素直でかわいらしい印象

夫婦関係●夫は乏精子症。漢方薬を飲むことを拒絶

検査結果に異常がなくても、食事と生活の改善は必要です

カウンセリングに来られるお客さまは、40代以上と年齢が高めで、すでに不妊治療を始められている方が多いのですが、そのどちらにも当てはまらなかったのが小百合さんです。ご自身としても妊娠に対してさほど焦りはなく、「妊活についてちょっと話を聞いてみようかな」ぐらいの軽い気持ちで来店されたようでした。

「病院へ行く勇気はない」とおっしゃるので、まずは妊娠のメカニズムなどを丁寧に解説し、卵管が詰まるといった器質的な問題があると、いくら体質改善をしても妊娠は難しいと話しました。そして「怖いかもしれないけれど、病院で検査をしてみましょうか」と伝えて初回のカウンセリングは終了しました。

そして翌月の2回目のカウンセリング。

「検査の結果、異常はありませんでした！」

と晴れやかな笑顔で報告された小百合さん。私も一緒に喜んだのはいいのですが、この1カ月間の食事や生活習慣を記録した「育自日記」を見てみると、私の想像以上に食事も生活習慣も乱れていることがわかったのです。

食事は買ってきたお惣菜中心で、料理は苦手でほとんどしていません。入浴はほぼ毎日シャワーだけですませていて、湯船につかることがない、夜も遅くまで起きている…。若いご夫婦が二人だけの生活を満喫している様子で、それはそれでよいのですが、妊娠を望んでいる場合は別。大いに改善する必要があります。

基礎体温のグラフも乱れていたので、「検査結果に異常はなくても、妊娠するためには体を整えましょう」と話し、食事や生活習慣についてアドバイスしました。「あと、パートナーにも検査を受けてもらったほうがいいですね」と伝えると「そうですね。わかりました！」と元気な返事をいただいたのですが…。

「乏精子症」が判明しショックを受けていましたが…

3回目のカウンセリングに現れた小百合さんは前回とはうってかわって暗い表情。「夫が検査に行ってくれたんですが、乏精子症で運動率もよくなかったんです」とのお答えでした。

「この数値だと人工授精でも厳しいだろうと言われて、顕微授精をすすめられました。私に原因があるなら、私はいくらでもがんばれます。でも原因は夫にあるし、私はどうがんばったらいいんでしょうか」

小百合さんは涙を流しながら、ぽつりぽつりと話してくれました。

全く予想していなかった検査結果に、かなりショックを受けたのでしょう。年齢も若く、普通に夫婦生活ももっているお二人でしたから、本当にまさかの結果だったと思います。

「検査結果を見て驚いたでしょうし、つらかったですよね。ただ男性の場合は、漢方薬やサプリメントで改善されるケースは多いんです。

だからパートナーにも、漢方薬を飲んでもらってはどうでしょう。顕微授精をするには費用もかかるし、何よりまだ若いんだから、そんなに焦らなくても大丈夫！

お家に帰ったら彼に、『漢方薬やサプリを飲んでみたら？ってカウンセリングの先生が言ってたよ』って伝えてみてね」

気持ちが落ち着いてきた小百合さんは、少し安心した表情になって帰っていきました。

パートナーの気持ちを変えられるかどうかは、あなたの行動次第です

翌月来られた小百合さん、また表情が明るくありません。

「パートナーに漢方のこと話せた？」

「話したんですけど、『そんなの信じないから飲みたくない』と言われました…」

実はこういった反応をされる男性は多いのです。西洋医学は信じるものの、「漢方薬なんて信じない」「医者でもない人の言うことなんて、怪しい」という男性はこれまでも何人もいらっしゃいました。というより、ほとんどの男性がそうでした。

また、不妊の原因が自分にあることが受け入れられないということもあるでしょ

う。男性の本能として「強くありたい」という思いがありますから、それとは逆の現実をつきつけられて、ご自身でもどうしたらいいかわからない。自分が原因で妻を悲しませていることも、受け入れられないのですね。

加えて、パートナーのお母さまが医療関係者で、漢方薬の服用をよく思わなかったことも、拒否された理由の一つでした。西洋医薬を中心に学んできた医療関係者の中には、漢方薬やサプリメントに不信感を抱く方がいらっしゃることもあるため、そういう反応をされるのもうなずけます。

「漢方を取り入れていない医療関係者が、そう思う気持ちもわかりますよ。お義母さんに罪があるわけではないから、お義母さんを恨まないでね。それに、たとえお義母さんがよく思わなかったとしても、パートナーが、『漢方薬を飲む！』と決めればいいこと。漢方薬の効果を信じない男性は多いのよ。あなたのパートナーだけではないの。

今のあなたにできることは、パートナーが漢方薬を飲みたくなるよう、あなた自身が変わること。他人は変えられないけど、自分は変えられるからね」

以前のカウンセリングで食事や生活習慣について細かくアドバイスしましたが、数カ月たってもあまり改善していなかった小百合さん。今一度生活を見直して、「私は本気で妊活しているんだ」という姿を見せれば、パートナーも「あれ？　今までと違うぞ」と感じるはずです。妻の本気度が伝われば、「自分ももう一度考えてみよう」となるはず。奥さまを愛しているなら、なおさらだと思いました。

「どう？　本気でできそう？　変われそう？」と聞くと「…わかりました。本気でやります」とのお返事。

この瞬間、小百合さんに「私、変わります！」のスイッチが入ったのでした。

パートナーが来店。隠していた本当の気持ちを話してくれました

そして1カ月後。

小百合さんの育自日記を開いて、私は感動で涙がこぼれそうになりました。食事も生活習慣も、私のアドバイスをもとにこれまでとはガラリと変わっていたのです。苦手だった料理をほぼ毎日するようになり、妊活のことも考えた栄養バランスに優れたメニューを作っていました。夜はお風呂につかり、できるだけ早く寝るように心がけている様子が見てとれました。

そしてそれは1カ月だけではなく、翌月もその翌月も続いたのです。

「本当によくがんばってるね。嫌じゃない？　大変じゃない？」

「嫌じゃないですよ。私がやるしかないですから。それに夫も『最近ご飯のメニューが変わってきたね。とってもおいしいよ』って言ってくれるんです」

笑顔で話してくれた小百合さんに、私は提案しました。

「小百合さんがここまでがんばってることは、パートナーもきっとわかってると思う。三日坊主じゃなくて、ここまで毎日毎日続いているんだもの。だから、伝えてみない？『あなたは今も漢方薬のことを信じられないかもしれないし、信じられないままでもいい。それでいいからお願いです。一度私と一緒に先生の話を聞いてほしい』って」

「うまく言えるかな…」と不安そうな小百合さんでしたが、翌月、なんとパートナーと二人で来てくれたのです。小百合さんの本気の気持ちが、パートナーの心を溶かしていったんですね。

その当時、夫婦一緒に来てくださるのは全体の1割ほど。ですから、現れたパートナーを見て私もうれしくなってしまい、「よく来てくださいました。本当にありがとう」と涙が出てきました。

最初こそ私に対して「俺はだまされないぞ」とバリアを張っているような、硬い表情をしていらっしゃいましたが、次第に心を開き本心を打ち明けてくれました。

きっと本当は心がやさしくて、妻のことを愛し大事に思っているからこそ、自分に原因があったことに、傷ついていらしたんだと思います。不妊の原因は自分にあるのに、妻は料理を作ったり、生活習慣を変えて本気でがんばってくれている。一方の自分は、悪いとは思いつつ、その事実を受け入れがたい。自分の精子の数に問題があるなどというナイーブな話を相談できる人もいない…。

「不妊の原因の一つがご自身にあるとわかって、つらかったですよね」と聞くとしばらく黙ってから、「自分が原因だったと知ってショックでした。本当に申し訳ないと思っています」と目に涙を浮かべて話してくださいました。

私は彼の目を見て、お話ししました。

「確実に治るとは言いきれませんが、精子の数や運動率の改善が期待できる漢方薬があります。けっして体に害があるものではないから、一度試してみる価値はあると思います。

精子は毎日つくられているから、すぐに変化が表れるものではないけれど、3カ月飲めばきっと変わってくるはず。3カ月後に精液検査をして変化がなければ、そこでやめてもいいです。

あなたを傷つけまいと、あなたを責めることもせず、自分にも原因があるかもしれないからとがんばる奥さんのためにも、一度飲んでみませんか」

「毎日、苦手だった料理をがんばっている姿を見て、本気なんだなとわかりました」と彼は話し、「だから、自分も試してみようと思います」と言ってうなずきました。

「頑張ってきたかいがあったね」と言うと、小百合さんもとてもうれしそうにしていました。


その翌月は仕事の都合で小百合さんだけの来店でしたが、「夫も漢方薬をちゃんと飲んでくれていますし、先生のお話が聞けてよかったって言ってました。これまで以上に、一緒に妊活をがんばろうっていう気持ちになってくれたような気がします」と順調な様子。

それから4カ月後。

「精液検査の数値が前回よりよくなったんです！」と小百合さんからうれしい報告が。「本当によかったね！」と一緒に喜んだその翌月には、自然妊娠されたのです。

Message from Ayaka ―― 綾花先生からのメッセージ

男性不妊と知り、当初は泣いてばかりだった小百合さん。本当によくがんばられましたね。これほど早く妊娠できたのは、お二人の年齢が若いことだけではなく、食事・生活習慣全般を本気で見直したのが大きいと思っています。

パートナーが漢方薬を飲み始めてくれたのは、彼を責めることなく自分でできることをやり続けたからですね。そして二人で妊活時間を楽しんでいるのを見ていて、とてもうれしかったです。

妊活格言

Ayaka's Proverb

パートナーは変えられないけれど、自分は変えられる。

不妊治療は夫婦二人で同じ方向を向いて歩むことが大切。もしもパートナーが協力的でないのなら、まずは自分が変わること。自分が変わった姿を見れば、パートナーもきっとわかってくれるはずです。

CHAPTER

第3章

Infertility Counseling

夫とのすれ違いを乗り越えるためにしたこと

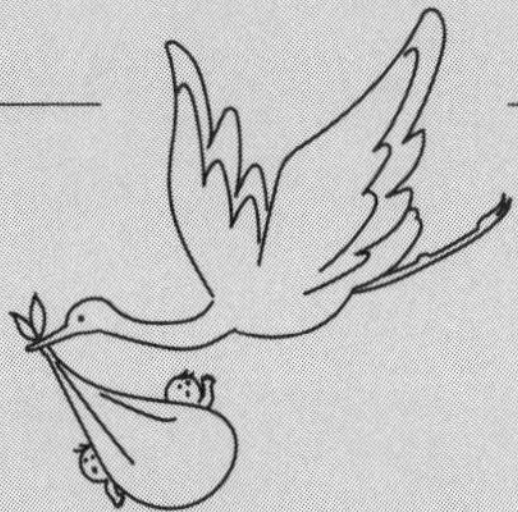

CASE 04

許せずにいた夫の浮気。「本当の気持ちを書く」ことで、夫婦生活を再開、妊娠

来店時の年齢／41歳（夫41歳）
妊活歴／1年半

Profile

お名前●河田莉子さん（仮名）
仕事●エステティシャン
これまでの治療●人工授精で陽性判定が出たものの、流産
性格●素直でやさしい性格
夫婦関係●検査では夫婦ともに問題なさそう

人工授精の場合でも夫婦生活はもつほうがいいですが…

莉子さんのカウンセリングがスタートしたのはある年の8月のことでした。同じ年の冬、1月に人工授精に挑戦したそうなのですが、胎嚢《たいのう》を確認する前に流産してしまったとのこと。その後も人工授精を続けたものの、全く授かる気配がない…ということでのご相談でした。

病院での検査はご夫婦ともに大きな問題はありませんでしたが、莉子さんはクロミッド（排卵誘発剤）を飲んでも、卵が育たなかったり途中で卵が消えてしまったりするなど、うまくいかないこともあったようです。40代と年齢が高いこともあって、ご自身としては体外受精を視野に入れていらっしゃいました。

体外受精は不妊治療でもっとも妊娠率の高い治療法です。とはいえ、体外受精をすればどんな人でも必ず妊娠するわけではなく、体外受精をするにしても体づくりはとても大切です。こうしたことを莉子さんにお伝えし「約半年間は漢方薬やサプリメントを飲みながら、食事や生活習慣の改善を続けて、体の調子が整ってきてから体外受精をしましょう」と提案しました。

莉子さんは体外受精をするまでの半年間、人工授精は引き続き行いたいとのこと。人工授精をする周期も夫婦生活をもつことによって、妊娠率が上がるともいわれていますから「人工授精をするにしても、夫婦生活はもつようにしてくださいね」とお伝えしました。

「はい、わかりました！」そう莉子さんからはお返事がありました。

夫婦生活を表す「○」印が、いつまでたっても記入されない

2回目のカウンセリング。1カ月分の食事内容など毎日の生活について記録した「育自日記」と基礎体温表を拝見しました。食事や生活習慣については、私がお伝えしたことを守って実行されているようでしたが、気になったのは基礎体温表です。

基礎体温表では、日々の基礎体温に加えて、生理など経血があった日は「×」、夫婦生活をもった日は「○」の印をつけます。ところが、莉子さんの基礎体温表は「×」はあるものの、「○」が1日もなかったのです。

「人工授精を成功させるためにも、夫婦生活はもったほうがいいですよ」

私はもう一度、莉子さんにお伝えしました。

その場では莉子さんは前回と同じように「わかりました」とおっしゃるのですが、翌月も、その翌々月も、基礎体温表に「○」の印が記入されることはありませんでした。

莉子さんは人工授精をしていましたが、考えてみると、人工授精でなければならない理由はありませんでした。人工授精は、男性の精子の数値があまりよくない方や自然妊娠をしづらい方のステップアップとして用いられる治療法ですが、莉子さんのパートナーの数値は問題なかったはずです。

私は次第に「夫婦生活がない理由が、何かあるのかもしれない…」と思うようになりました。

夫婦生活がない「セックスレス」はめずらしいことではありません

不妊カウンセリングには、いろいろな事情を抱えたカップルが相談にやってきます。ですから「夫婦生活がない」という悩みも、特段めずらしいことではありません。「夫が勃起しないからできない」「痛くてできない」など理由はさまざまですが、それが表に情報として出てこない理由は「夫に悪いし自分も恥ずかしくて誰にも言い出せない」「とても他人に相談なんてできない」という人が多いようです。

しかしどんなケースであっても、ご夫婦の歩みに伴走して、妊娠をめざすのが私の役割。たとえば痛みが強くて夫婦生活ができないのであれば、ドラッグストアなどで手に入る潤滑剤を使うことをおすすめします。夫婦生活が赤裸々になるようで、少し恥ずかしく感じるかもしれませんが、夫婦生活で幸せを実感できたその末に、赤ちゃんを授かることができれば、これ以上素晴らしいことはありません。妊活のためには、夫婦生活を楽しんで、幸せな気持ちを感じることも、とても大切なのです。

では莉子さんの場合は、どんな理由があるのか…。「もしよければ、理由を話してみてくれませんか？」そう尋ねると、莉子さんは少し悩んでから話し始めました。

あなたは本当にそれで幸せですか？　パートナーを愛していますか？

「実は3年ほど前、夫が浮気していたんです。浮気相手は私の知り合いの女性でした。わかったときはショックでショックで…。離婚することも考えたんですが…いろいろ考えて、ものすごく悩んだんですけど…やっぱり夫と一緒に夫婦として生きていこうと決めたんです」

私は少し驚きつつも「なぜそう決めたの？」と聞きました。

「夫はすごくやさしい人だから。私は3人きょうだいの末っ子で、兄は全国転勤のある仕事、姉も遠くに嫁ぎ、私が近所に住む一人暮らしの父の面倒を見る必要もあるんです。夫はそういう事情も理解してくれて、進んで父の様子を見に行ってくれたり、一緒にご飯を食べてくれたりしています。父も夫のことをとても気に入っています。

だから、私さえ我慢して夫の浮気に目をつぶれば、すべて丸く収まると思いました。これからも一緒に生きることを決めて、妊活も始めたけれど、夫婦生活だけは…」

「つらい過去を話してくれてありがとうね。パートナーを大切に思う莉子さんの気持ちは、よくわかりました。

でもね、莉子さんは本当にそれで幸せなのかな？　本当に彼を愛しているから、一緒に生きていくことを選んだの？　ご自分のお父さまにやさしくしてくれる人だからって、浮気が許されるわけじゃないと思うの。どうかしら？」

私がそう問いかけると、莉子さんはしばらく黙って考え込み、そして大粒の涙をポロポロとこぼしながらこう言ったのです。

「本当は、夫のことをまだ許せません。許せないでいる自分がいます…」

「本当に離婚せずに彼と一生、生きていきたい？　彼との赤ちゃんが欲しい？　お父さんを喜ばせるために産むわけじゃないよね。どうして赤ちゃんが欲しいのか、いったん立ち止まってよく考えてみない？」

私の言葉に莉子さんはじっと耳を傾けていました。

「これからの人生、もしかしたら彼の浮気がフラッシュバックするような出来事がまた起こるかもしれない。そのたびに『私はこの人を愛しているから許したんだ』

って思えるのかな？　もしも許せない気持ちがほんのわずかでも残っているなら、未来の子どもにもその思いはきっと伝わると思うの。そんな気持ちのまま子育てすれば、いずれ子どもはお父さんのことを悪く言うようになるかもしれない。それは子どものためにもならないよね。だからもう一度、よく考えてみてほしいの。

もし本当に許すと決めたのなら、私は莉子さんが心からパートナーのことを許せるよう、サポートしていくから」

そして最終的に、莉子さんが出した結論は「許す」でした。

「浮気という行為は、正直なかなか許せないのではないだろうかと私は思います。でもそれは過去の出来事。今の夫は『莉子を大事にする』って言ってくれているし、私はその言葉を信じたい。赤ちゃんを産んで3人で幸せな家庭を作っていきたいです。そんな強い自分になりたいのです」

力強く答えた莉子さんを、改めて応援しようと思うとともに、ここからが本当のスタートの気がしました。

「莉子さんのお気持ちはよくわかりました。じゃあどうやったら許せるようになるか、一緒に考えていきましょう」

そこから、莉子さんの心を溶かす練習が始まったのです。

分厚いふたの下に、本当の気持ちを抑え込んでいた

莉子さんは本当はパートナーのことを恨んでいて、憎い、許せないという気持ちがあるのに、「自分さえ我慢すればみんな幸せになれる」「今は浮気していないし、私もお父さんも大事にしてくれているから」と自分を納得させていました。とても分厚い鉄のようなふたで、本当の気持ちを抑え込んでいたのです。

そこでまずは許せない気持ちをいったんすべて外に吐き出すために、「浮気をさ

れたことがどれだけ嫌だったのか」を紙に書いてもらうことにしました。「ふざけるな」とか「馬鹿野郎」とか、ふだん使わないような汚い言葉を使って書いてもかまいません。心の中で思っていることをすべて書いて、気持ちをすべて出し切ることが大切です。

最初のうちは、遠慮がちな言葉が並んでいたものの、次第に莉子さんの本当の気持ちが紙の上にあふれてきました。

「そうだよね。本当に悲しかったし、悔しかったよね」

私の言葉にうなずき、止まらない涙をふきながら莉子さんは紙に思いをぶつけていました。

そして30分ほど経ったころ、莉子さんは少し気持ちが落ち着いてきたようでした。「まだ完全に許せてはいませんが、ほんの少し受け入れられるような気持ちになってきた気がします」

そこで私はもう一度確認しました。

「莉子さん、本当に別れなくていいのね？」

「はい。本人も反省しているし、父親のことも大事に思ってくれている。そんな夫と二人でやっていきたいと思います」

真逆の2つの気持ちを書き出す作業

受け入れられるような気持ちになってきたという莉子さんでしたが、これで大丈夫…というわけではありません。次にやるのはパートナーに対しての「ありがとう」を書くこと、そして自分の「えらかったこと」を書くこと。もともと「育自日記」にはこの2つについても書いてもらっていましたが、これまで以上に真剣に考えてもらうようにしました。

「夫への嫌な気持ちを書くこと」と「夫への感謝の気持ちを書くこと」。真逆の内容ですが、私は両方大切だと思っています。心の中には恨みつらみがたくさん詰まっているのに、上っ面の「ありがとう」「感謝しています」だけを書いても、心がついていきません。逆に恨みつらみだけを書いても、嫌な印象が残ったままになってしまいます。だからこそ、その両方が大切なのです。

「夫に対してこんな思いを抱いてはダメ」ではなく、「こんな思いを抱く自分」をありのまま受け入れて、その思いを書き出すことで外在化させる。その作業がとても重要です。

翌月、莉子さんは「夫に対して毎日『ありがとう』という言葉を書いていたら、本当にありがたいなと思えるようになってきました」と話してくれました。私は、莉子さんの心を抑えていた分厚いふたが溶けてきたように感じたのです。

見間違いじゃない!?「○」印

そうやって育自日記をつけながら、漢方薬を飲み続ける日々を過ごし、目標にしていた体外受精まであと少しというある日のこと。カウンセリングでいつものように莉子さんの基礎体温表を見ると、なんと「○」がついているではありませんか！
「見間違いじゃないよね!?」
「はい。受け入れられるようになりました」と少し恥ずかしそうに話す莉子さん。

こうなると体外受精ではなくても、自然妊娠の可能性も出てきます。そこで疲れをとるドリンク剤を夫婦生活の前に飲んでもらい、タイミングをとるようお伝えしました。するとその翌月「今病院に行ってきたんですが、心拍の確認ができました！」といううれしい報告が。

当初は夫婦生活すらもてず体外受精を希望されていた莉子さんが、相談に来て約

1年、心も体も変わり、自然妊娠することができたのです。

出産して1年後。莉子さんから「おかげさまで1歳になりました」と届いた手紙には、家族3人が幸せいっぱいで笑う、とっても素敵な家族写真が同封されていました。そんな姿を見て、私も幸せのおすそ分けをもらったような気持ちになり、思わず泣いてしまいました。

Message from Ayaka ―― 綾花先生からのメッセージ

浮気をした夫を許せずにセックスレスだった状況を乗り越えて、夫婦で生きることを決意し、赤ちゃんを授かった莉子さん。泣きながら、迷いながらも決めたことに向かう姿は美しいものでした。夫婦二人が同じ気持ちで前を向いて子育てすることは、お子さんにとって何よりも幸せなことです。

ＣＭの写真になってもおかしくないくらい、幸せな３人家族の笑顔は今も忘れられません。本当におめでとうございます。赤ちゃんを待つ時間を一緒に過ごさせていただき、ありがとうございました。

妊活格言

Ayaka's Proverb

耐えがたい苦しい気持ちと感謝の気持ち。それもすべてあなたのもの。両方をさらけ出すことが大切。

受け入れられないことがあるのなら、両方の気持ちを書き出すこと。一方の気持ちだけではいつまでたっても解消されません。ありのままの自分の気持ちを受け入れて、その気持ちを外在化させることで、はじめて受け入れられるようになるのです。

CASE 05

夫に触られるのも嫌！セックスレスを乗り越え半年で自然妊娠

来店時の年齢／35歳（夫35歳）
妊活歴／約2年（二人目不妊）

Profile

お名前●城田美咲さん（仮名）
仕事●公務員
これまでの治療●漢方薬を服用し一人目を妊娠・出産
性格●おとなしくて真面目。我慢強い
夫婦関係●夫婦生活がない（セックスレス）

夫に触られるのも嫌！　でも子どもは欲しい

不妊カウンセリングではさまざまなご夫婦の相談を受けていますが、夫婦としては当たり前に思えるような「コミュニケーションをとること」ができていないご夫婦が、実は非常に多いと感じます。「今日はご飯いらない」とか「連絡しておいて」といった事務的なコミュニケーションはとれるものの、〝自分の気持ちを伝える〟というコミュニケーションができていないのです。美咲さんもその一人で、パートナーに対して自分の気持ちを言えない方でした。

ずっと漢方薬は飲み続けており、体質改善はほぼできているはずなのですが、妊娠にはいたらないのです。心理的なことが関係しているのかもしれないと、カウンセリングを行うことになりました。

さっそくこれまでつけ続けている基礎体温表を拝見したところ、夫婦生活をした日につける「○」印が何カ月もありません。人工授精や体外受精をしているわけでもないのに、です。

「赤ちゃんが欲しいのに○印がないのはどうして？　○印をつけ忘れてる？　それとも夫婦生活がないのかな？」

私が聞くと、最初は躊躇《ちゅうちょ》する様子でしたが少し考えたのち、驚きの答えが返ってきました。

「もう何年も夫婦生活はありません。夫に触られるのも嫌なんです」

そうしてポツリポツリと話をしてくれました。

「夫に対してそういう思いになったのは、実は新婚旅行のときからです。新婚旅行でそれまで知らなかった、夫の一面を見てガッカリしたんです。それ以降、触られるのも嫌になってしまって…。夫に求められて我慢して夫婦生活をもったこともありましたが…ここ2年くらいは全くありません」

話を聞いてみると、彼はお酒が好きで、お酒を飲むと暴力などはないものの、言葉遣いや態度が荒くなるそう。自分の活躍でうまくいったような仕事の話を自慢げにしゃべるのもストレス…と、他にもいろいろと不満がたまっているようでした。

家事も育児も、妻だけが我慢する必要はないんです

美咲さんは、真面目で我慢強い人でした。自分の気持ちを人に言えないというもともとの性格もあり、本当の思いを彼にはなかなか言えないでいました。

美咲さんと彼は同じ公務員。家を出る時間も帰ってくる時間も、お給料も変わりがないのに、帰宅後、一息入れる時間もないまま、ご飯を作るのは美咲さんの役割。一方で彼は、帰ってくると「あー疲れた」と言って座ってビールを飲むだけ…。

共働きなのですから、夫婦二人で話し合って、家事を分担していいはずですが、美咲さんの性格もあって、「私が我慢しないといけないんだ」と思い込み、一人不

満をため込んでいってしまったのです。

「夫婦二人が平等に働いているなら、美咲さんだけがすべての家事をしなきゃいけないのは、おかしいと思う。彼にもご飯の用意をしてもらったり、お風呂の準備をしてもらったり、できることはありますよね？　それはちゃんと伝えていきませんか？」

そこから美咲さんの意識改革が始まりました。「こういうときは、こう伝えよう、こうお願いしよう」と一つずつ美咲さんと一緒に考えていったのです。

たとえば美咲さんが出かけるとき、どこにでもついてきたそうです。たまには一人になって一息つきたいのに、そんな時間もとれない。私が「一人になったら何がしたい？」と聞くと「カフェで一人でコーヒーを飲みたい」と美咲さん。そんな小さな願いすらも叶えられないほどなのか…と思うと、私が泣けてきてしまいました。

「じゃあ、彼にこう伝えてみて。『私はあなたのことが嫌いなわけじゃない。でも、たまには一人の時間も欲しい。カフェでコーヒーが飲みたいから、2時間だけ一人にさせてくれないかな』って」

実際にお願いして、美咲さんは無事一人でコーヒーを楽しむことができました。彼は悪気があって、どこにでも一緒についてきたり、美咲さんがご飯の準備をしている横で何もせず座っていたりした、というわけではないようでした。


また美咲さんご夫婦の家を新築する話が出ていたのですが、いつの間にか義両親の面倒も見ることになっていました。美咲さんとしては、話し合いもなくそうなってしまったことに納得できていなかったのに、言えずにいました。逆に「こんな考えをもつ私が悪い」「私たちが義両親の面倒を見るなんて当然のことなのに、不満をもつ私がダメだ」と自分を責めてしまっていたのです。

「美咲さんの本当の気持ちは伝えるべきです。自分の本当の気持ちはもっていいし、それを人に伝えてもいいのよ。罪悪感をもつことじゃないし、ちゃんと言っていいことなの。

私から美咲さんの本当の気持ちを伝えてもいいけれど、夫婦としてやっていくのは美咲さん自身。だから美咲さんが言えるようにならないと。ちゃんと話し合って、美咲さんが納得したうえで進めましょう。我慢しているばかりでは、幸せにはなれないと思います」

そうやって、美咲さんの気持ちを聞きながら、一つ一つの思いを解決していきました。

「子どもが授かればそれでいい」では、ダメなんです

美咲さんのように子どもが欲しいのに、夫婦生活がないのは矛盾していますが、実はそういう方は本当に多いのです。そして、なぜそんなことになってしまったのか、自分でもわからずにいる。日々の忙しい生活の中、そのことについてしっかり考える時間もない。でも妊娠するだけなら、夫婦生活をもたなくても、人工授精や体外受精という方法もある。だから「ま、いいか」と思ってしまうんですね。

しかし、解決しなければならないのは、「ま、いいか」とやり過ごしてしまった部分。なぜ夫婦生活をもちたくないのか、という点です。

夫婦生活がなく愛があるのかないのかわからないような夫婦のもとで育つ子どもと、夫婦生活もあって愛情たっぷりの夫婦のもとで育つ子ども。どちらが幸せな子どもに育つでしょうか。答えは明白ですよね。なのに、その部分には目をつぶって、「子どもが授かれば夫婦関係などどうでもいい」と無意識に思ってしまってい

るカップルが多いのです。

私は、妊活は夫婦間のコミュニケーションの問題に向き合う絶好のチャンスだと常々思っています。でも向き合わない人が多い。なぜなら、それを解決するには大きなエネルギーが必要だからです。

たとえば、パートナーが無口で返事もしない人だったとしましょう。最初は妻からやさしく話しかけ続けても、いっさい返事がなかったら、「もうしゃべりたくない！」となりますよね。

でも、そこで立ち止まって自分の気持ちを伝えたうえで「なぜ返事をしないのか」をちゃんと話し合ってほしいんです。子どもが生まれたとき、返事をしないお父さんのもとで育った子どもが返事ができるようになるでしょうか？　返事をしない子どもと返事ができる子ども、どちらがお友達に好かれるでしょうか？

これは「私が話しても返事してくれないなんて、ひどいわよね」などと、妻の愚痴だけで終わらせる話ではないのです。

夫に「気持ちを伝えてもムダ」「伝えてもわかってくれない」「そもそも聞いてくれない」と感じる女性もいるでしょう。

しかし、自分が決めたパートナーと一緒にこれからも生きていきたいのであれば、もっともっと伝える努力をすべきだと、私は思います。パートナーはあなたの合わせ鏡のようなもの。パートナーのもともとの性格もあるでしょうが、あなたのこれまでの態度や行いが、パートナーの態度や行いに影響しているのかもしれない

……という視点ももつ必要があると思います。

「とにかく子どもが授かればいい」ではなく、子どもの将来のことを夫婦で一緒に考えて、「子どもにとっての幸せってどういうことだろう？」ということを話し合

ってみましょう。未来の子どもにはどうなってほしいのか、その親としての願いを叶えられるような生活が、今できているのか。妊活を絶好のチャンスととらえて、ぜひその見直しを実行してほしいです。

気持ちを伝えられるようになり、美咲さんが変化

月1回のカウンセリングで、美咲さんの抱える不満を伝えるすべを一緒に考えて、不満を解消していくということを続け、美咲さんは次第に心の落ち着きを取り戻していきました。

そうして4カ月が過ぎたころ、「タイミングをとってみようと思えるようになりました」という言葉が美咲さんの口から出たのです。「自分の気持ちを伝えて、話し合いをしたほうがうまくいく」という成功体験を積み重ね、自分が変わればパートナーも変わるんだということが、実感できたのでしょう。

そしてそれから3カ月後には、37歳で妊娠！「夫に触られたくもない」と悲しみ苦しんでいた人が、自然妊娠することができたのです。

妊娠後、彼も一緒に来てくれたことがあり、話をしました。話してみると美咲さんのことが大好きだという気持ちにあふれた方。

「美咲さんのことが大好きなのですね。美咲さんのことを理解してくださり、ありがとうございます。相手が望んでいることを理解したり協力する姿勢でいてくださるだけで、関係性はますますよくなっていきますから」と伝えると、うなずいてくれました。

Message from Ayaka —— 綾花先生からのメッセージ

もともと我慢強く、自分の気持ちを伝えることができなかった美咲さん。自分の気持ちを言えない人が言えるようになるのは大変でしたね。練習をくり返すうちパートナーに伝えられるようになり、仕事の場面でも「休みが欲しいです」といった希望を言えるようになりました。ご自分を大切にしてくださり、うれしいです。

妊活格言

Ayaka's Proverb

夫婦関係は心と体のコミュニケーションが大事

愛のない夫婦と、愛のある夫婦。愛情深く幸せな子どもに育つのは、愛のある夫婦のもとで育てられた子どもでしょう。今、夫婦関係に問題があるなら、ぜひ見直してください。未来の子どものためにも、今がその絶好のチャンスです。

CASE
06

心を縛っていた堕胎経験を告白。体外受精にも前向きになれた

来店時の年齢／41歳（夫45歳）

妊活歴／約1年

Profile

お名前●佐田真理子さん（仮名）

仕事●専業主婦

これまでの治療●不妊検査のみで本格的な治療は始めていない

性格●明るく元気。周囲の幸せを第一に考えるタイプ

夫婦関係●仲はよい

ピュアで元気。でも、その裏に隠された何かがありそうで…

真理子さんは元保育士で、結婚後、専業主婦になった方でした。とにかく素直で元気な明るい人で、自分よりも周囲が幸せでいることを優先してしまうとお見受けしました。

義両親との同居を喜ぶ妻はかなり少ないと思うのですが、真理子さんは例外。義両親とは敷地内同居、加えてパートナーの妹さん家族も近くに住み、しょっちゅう遊びに来るという環境だったのですが、全く嫌がっている様子はありませんでした。「今度、姪っ子ちゃんたちが遊びに来てくれるんです」と、心の底から喜んでいて、なんてピュアな人なんだろうと驚いたほど。義両親がもつ畑を手伝ったり、義両親の毎日の食事まで担当されていました。私が「食事のお世話までしなくてもいいんじゃない？」と聞いても、「義両親が喜んでくれるから作りたいんです」とうそ偽りなくおっしゃる方でした。

ただ、こういう方特有の本当の自分を押し殺している元気さ、それを本人も気づかないようにしているケースなのかもしれない、と感じました。自分の悲しみや苦しみは感じないように遮断して、そのうえで成り立っている元気さ。自分が無理にでも楽しくしていれば、その場の空気をこわさずにすみますから、無意識に周りの目を気にして元気にふるまっているのかもしれないなと感じたのです。

がんばり続けることも、実は妊娠には悪影響です

周囲の幸せのためにがんばりすぎて、力の抜き方を知らないようなところも気になりました。真理子さんは自由時間があったとしても「のんびりしたり、ゴロゴロしたことがない」とのこと。

自律神経のうち交感神経は血管を収縮させ、血圧を上昇させる働きがあり、副交感神経はリラックスするときに働きます。真理子さんのようなタイプは常に気が張っていて、交感神経が優位な状態が続くために、体のゆるみがなくなって血のめぐりも悪くなり、妊娠力の低下につながってしまう傾向があるのです。

とはいえ、真理子さんは食事をきちんと毎食作っているし、お風呂も湯船につかっていて、食事や生活習慣に関しては大きな問題はなさそうでした。なかなか妊娠しない原因をあげるとすれば、一つは年齢。あとは基礎体温表がギザギザと乱れていたことなどから「お血《けつ》体質」であると思われたため、それを改善する漢方薬を飲むことになりました。

真理子さんの心を縛りつけていたのは、過去の堕胎経験でした

それから半年近く経過したころ、真理子さんのギザギザに乱れた基礎体温表もかなり改善されていました。それなのに指定した日にきちんとタイミングをとっても、なぜか妊娠にいたりません。

私が真理子さんの基礎体温表や育自日記を見ながら「そろそろ授かってもおかしくないはずなんですよね。なんででしょうねぇ…」と悩んでいると、いつもおだやかな笑顔の真理子さんが、急に真剣な表情に変わってこう話し始めたのです。

「…先生。実は、私、若いころに赤ちゃんをおろしたことがあるんです」

これまで一度も涙を見せたことのない真理子さんでしたが、そう言ったとたんに大粒の涙がポロポロとあふれ出てきました。

「こんなにがんばっても授かることができないのは、昔、せっかく授かった命を粗末に扱ってしまった、その罰かもしれません」

これまでずっと自分を責め続けてきたであろう真理子さんの涙。それを見て、私もいつのまにか泣いてしまいました。そして、真理子さんに感じた「自分を押し殺した元気さ」の理由はここにあったのだとも感じました。

赤ちゃんは、お母さんのおなかに入りたくてやってくる

私は泣き続ける真理子さんに、次のように話しました。

「赤ちゃんはね、空からお母さんを選んで、『この人の子どもになりたい！』と思ってやってくるんですって。たとえ数日、数週間の命だったとしても、すぐにこの世を去ることになるとわかっていても、このお母さんのおなかに入りたいと思って

やってくる。だから数日、数週間であっても一緒にいられただけで、本当に幸せなんですって。

短い命だとわかっていても、おなかの中にやってくるって、すごく勇敢で素晴らしい魂だと思わない？　もし私だったらたぶんできないもの。生まれるってわかってないと、入れないと思うの。短い一生かもしれないけれど、大好きなお母さんと過ごせるんだとわかって入ってきた。だから、とても幸せな一生だったと私は思うの」

「私、そんなふうに考えていいんでしょうか？」

「信じるも信じないも、その人が決めていいことです。でも、少なくとも私はこの話を聞いたときに、本当にそうだなって思って涙が出たの。

もしかすると、今もそのときの赤ちゃんがこの様子をお空で見ているかもしれないよね。そしたらきっと自分で決めて『短い命だとわかっていても、大好きなお母さんのおなかに入って、空に帰っていったのに…。自分を責め続けるお母さんを見るのが悲しい』って思ってるんじゃないかな。

私がもしその赤ちゃんだったら『いつまでも自分のことを責め続けて、なんでわかってくれないんだろう』って悲しくなると思うけど、お空に帰ったあなたの赤ちゃんはどう思ってるかしら？　きっと『お母さん、もう気にしなくていいから、大丈夫だよ』って思ってくれているんじゃないかな？」

「…そうですね。本当にそう思います」

「そうでしょう？　だったらそれを信じてあげましょうよ」

次から次へとあふれる涙をふきながら聞いていた真理子さんに、少しだけ笑顔が戻りました。

「短い命を終えて帰っていった赤ちゃんだけど、その子にはその子の役割があったんだと思うの。それはきっと、真理子さんに『命の大切さ』を教えること。自分を責めてほしくておなかに入ったんじゃない。命を授かることって本当は難しいこと。生まれてくるって奇跡の連続で、当たり前のことじゃないっていうことを伝えたくて、きっとやってきたんだよ。お空にいる赤ちゃんも、自分の役割を今日やっとわかってもらえて、すごく喜んでるんじゃないかな。だから、今日からはその子に『教えてくれてありがとう』って心の中で感謝しようね」

真理子さんは「そうですね。今日からそうします」と、少しふっきれたような表情で帰っていきました。自分でも気づいていない深いレベルの気の滞りが流れ始めたのがわかりました。

真理子さんに限らず、無意識に罪悪感を抱えていると、人はその罪悪感を埋めようとがんばってしまうところがあります。がんばらないと、許されないような気持ちになってしまうんですね。「神様に許してもらえない」というわけではなく、そういうことをした「自分自身を許せない」からです。

では自分自身に許しを与えるためには、人はどういう行動に出るのか？　無意識のうちに「これだけやってるんだから、あの罪は消えるだろう」と考えて、がんばってしまいます。

重いものを持ち上げるときに体に力が入るのと同じで、がんばろうとすると体に力が入り、緊張します。緊張すると血のめぐりが悪くなり、妊娠には悪影響に。真理子さんの場合、無意識のうちに常に緊張していることになりますから、妊娠力も低下してしまっていたのでしょう。

「あのとき、やっておけばよかった」という後悔をしないで

さらに真理子さんには、体外受精に対する抵抗感もありました。41歳ですから、人工授精や体外受精に進んでもおかしくない年齢です。でも、真理子さんは「科学的な力は、なんとなく借りたくなくて…」と自然妊娠を希望していました。

私が妊活で伴走する際に気をつけていることの一つに「『あのとき、やっておけばよかった』という後悔を絶対にしてほしくない」ということがあります。「体外受精はしたくない」という考え方も、さまざまな情報をすべて理解したうえで出した結論であれば全く問題ないと思います。しかし情報をもたず理解の浅いまま、なんとなく抵抗感があるということでの拒否では、のちのちの思いが変わってきてしまいます。

「病院での検査が異常なしだったら、自然妊娠できるだろうと思うかもしれないけれど、実はすべての不妊原因が見つかるわけではないんですよ。見つかっていない原因がひそんでいるかもしれないの。でもその原因は体外受精ならクリアできて、妊娠できるかもしれない。そういうことをふまえて、もう一度、体外受精を検討してみませんか？」

真理子さんは真剣に私の話を聞いたあと、「夫ともう一度相談してみます」と言ってくれました。

〝ゆるみ〟が出てきた真理子さんが体外受精を決意！

そして1カ月後。真理子さんは、相変わらず元気で義両親のお世話もして忙しそうでしたが、これまでに感じた「がんばって元気にふるまっている」という雰囲気は感じられませんでした。何をやるにしてもリラックスして、心から楽しんでいる様子。いい意味で〝ゆるみ〟も出てきたようです。

さらに真理子さんから「体外受精にトライしてみたい」との言葉が。「それでダメなら、あきらめもつくと思うので」とのことでしたので、県内でもっとも技術力の高いといわれるクリニックをおすすめしました。

その後、さっそく説明会に行かれて、すぐに体外受精に挑戦。1回目はうまくいきませんでしたが、2回目で無事に妊娠することができました。

真理子さんは、堕胎の経験をパートナーはもちろん、友達にも誰にも話せず、ずっと一人で抱えていました。どんなに仲のよい友達でも、それを聞いたとたん距離を置かれてしまったり、軽蔑されてしまう恐れがありますから。

真理子さんは、私を信用して話してくれたのでしょうが、何よりも「子どもを授かるためなら、できることは何でもしよう」という真理子さんの覚悟が、秘密の告白につながったのだと思っています。「私はどう思われてもいい。遠回りでもいいから、待っている子どもに会いたい」という思いがないと、できない行動でした。

Message from Ayaka —— 綾花先生からのメッセージ

真理子さん。誰にも話せない秘密、知られたくない過去を、打ち明けてくれてありがとうございます。話すことでご自身を許すことができましたね。とても勇気がいったと思いますが、その勇気が赤ちゃんを引き寄せるエネルギーになったと思います。

妊活格言

Ayaka's Proverb

過去に縛られていると、無意識に過緊張を生む。許すことがゆるむことにつながります。

過去の自分を悔やみ、責めると、過緊張で血のめぐりが悪くなり、不妊の原因になることも。仕事に家事にあなたはもう十分がんばっています。だからもう、過去の自分を許しましょう。あのときはあれが精いっぱいだったと慈しむことで、気持ちはゆるんでいきます。

CHAPTER

第4章

Infertility Counseling

「二人目不妊」に悩んだら考えてほしいこと

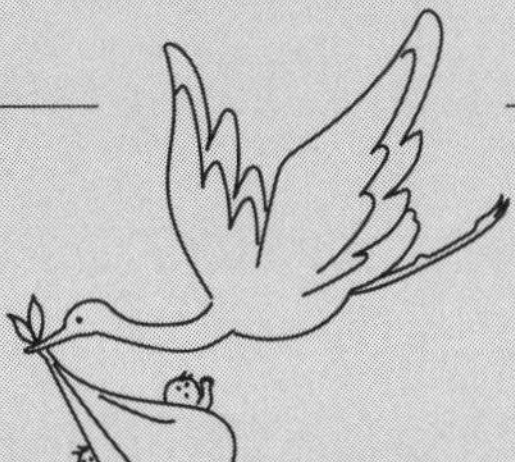

CASE
07

目の前の上の子と真剣に向き合うことが、二人目妊活の第一歩

来店時の年齢／45歳（夫50歳）
妊活歴／約1年

Profile

お名前●森田美沙さん（仮名）
仕事●専業主婦
これまでの治療●特になし。一人目は40歳で自然妊娠
性格●非常に真面目。真面目すぎてイライラしやすいタイプ
夫婦関係●仲は悪くない

二人目を希望する理由は何ですか？

二人目不妊の相談で来店された美沙さん。一人目は40歳で自然妊娠されて、当時5歳の女の子がいる専業主婦の方でした。二人目不妊は、年齢が高い方が多いですが、美沙さんは来店時ですでに45歳。病院で体外受精などの治療をしたとしても、妊娠は難しいといわれる年齢です。

「体外受精はしないと決めています。自然にできる範囲で、思い残すことのないようにがんばってみたいんです。それで妊娠できなかったときは、あきらめがつきますから」

とおっしゃって、カウンセリングがスタートしました。

二人目希望の方に「なぜもう一人欲しいのですか？」とお聞きすると、ほとんどの方の理由が次のような内容です。

「今いるこの子にきょうだいをつくってあげたくて」
「将来、一人ぼっちじゃかわいそうだから」
美沙さんもまさにそうでした。

「この子のため」の根本的な勘違い

これらの理由が悪いというわけではありません。実際、私自身も上の子から「妹が欲しい」と言われて、もう一人産むことを決意しました。そう思うことが悪いことだとは思っていません。

でも、改めてよく考えてみてほしいんです。

今いるこの子のために二人目が欲しいということは、今いるこの子が愛しくて、幸せになってほしいと願っているはずですよね。それなのに、まだ妊娠していない二人目の赤ちゃんのことばかり考えていませんか?

「今いるこの子が愛しい。大事だ」と言っておきながら、その子とめいっぱい遊んでいますか？「今いるこの子が大事」なはずなのに、本当の思いと行動が別になっていませんか？

これこそ二人目不妊の方の多くに共通する問題点で、しかも多くの人がそのことに気づいていないのです。

子どもは親を「心の目」で見て、敏感に感じています

「今いるこの子がかわいいから、二人目を産みたい」と思うなら、今いるこの子を、まずかわいがってあげてください。今いる子と、一緒にいっぱい遊んで、心から楽しい時間を思う存分過ごしてあげることが大切なんです。

きっと多くの親は「今いるこの子も大事にしています！」とおっしゃると思います。でも「二人目が欲しい」と思うあまり、無意識のうちにまだ見ぬ赤ちゃんのこ

とばかり考えて、今目の前にいる子どもと過ごす時間を大切にできていない・大切にしていない人が、あまりにも多すぎるのです。

子どもはお母さんの意識がどこにあるのか、心の目で敏感に感じ取ります。たとえばお母さんがスマホに夢中になっている時間。目の前にいるのに、お母さんの心は違うところにある、と感じ取ります。目の前にお母さんという肉体があっても、子どもは寂しく感じています。

そしてもしそんな状態がずっと続いたとしたら？

「お母さんはいつも自分を見てくれなかった」と、寂しい思いのまま幼少期を過ごしたという記憶しか残らなくなってしまいます。もはや「きょうだいがいないから寂しい」「一人っ子だから寂しい」という問題ではないのです。

毎日子どもと一緒に本気で30分でもいいから遊んでください

美沙さんに初回のカウンセリングで以上のことをお話しすると、熱心に聞きながら涙を流されていました。今いるお子さんを愛していることに間違いはなかったと思います。でも、愛についての考え方がいつしか間違ってしまったと気づいたのですね。

そして私は「今いるこの子と、本気で遊ぶ時間を毎日30分でもいいからとってください。この子が望んだことを、他のことは何も考えずに集中して遊ぶ時間をちゃんととってくださいね」とお願いしました。

もし仕事をしていて、30分もとれないということなら、15分でもかまいません。目の前の子のことだけを考えて本気で心から楽しむ時間をとってほしいんです。

大好きなお母さんと一緒に本気で遊ぶのが嫌いなお子さんはいませんよね。最初のきっかけは私が「子どもと遊ぶように」と言ったことだとしても、一緒に遊ぶうちに子どもはきっと心から喜んで、心からうれしそうな笑顔を見せるはずです。お母さんもそんな表情の我が子を見て、「なんて幸せなんだろう」と感じるでしょう。

そしてこう思ってくるはずです。

「この子は私と一緒に遊ぶだけで、こんなに喜んでくれる。きっとこれからもこの子の周りにはたくさんのお友達ができるだろうし、助けてくれる人たちも現れるだろう。きょうだいがいないよりは、いたほうがいいかもしれないけれど、いなくても、寂しくない人生を歩んでいけるはず。

私はこれからもこの子と一緒に、楽しい時間を過ごしていけばいいんだな。二人目がいなくても、この子がいればいい」

こう思えるようになれば、もう大丈夫。大きな体のトラブルがない二人目希望の方であれば、多くが子宝にめぐまれました。

これは東洋医学でいう「気」がゆるんだからだと、私は考えています。

子どもと一緒に楽しく遊べば、気がめぐり、血もめぐります

東洋医学の3つの要素に「気・血・水」があります。気・血・水がバランスよくめぐっていれば健康な状態といえるのですが、「元気」「気力」の「気」が滞れば、血も水も滞ってしまい、妊娠しづらい状態になってしまいます。

二人目不妊の方は目の前の子どもではなく「二人目が欲しい」「二人目を妊娠しなくてはいけない」とそればかりに執着してしまいがちです。そうすると自分で自分に重圧をかけてしまって、気のめぐりが悪くなります。気のめぐりが悪くなると血のめぐりも悪くなりホルモンバランスにも影響が出て、妊娠には悪影響…となってしまうのです。

しかし、子どもと一緒に遊んで、子どものうれしそうな顔を見れば楽しくなり、元気になり、気がめぐります。血もめぐり、体が整う方向に向かっていきます。

「毎日子どもと一緒にいて、イライラすることも多いのに、一緒に遊ぶなんて無理」と感じる人もいるかもしれません。

でもよく考えたらおかしいですよね。「子どものためにも二人目が欲しい」と言っているのに、目の前の子どもにイライラしているなんて。「子どものために」なら、一緒に思い切り遊んで楽しい思い出を作ってあげないと!

二人目希望の方へ「今いるお子さんを大事にしてください」

1回目のカウンセリングで愛についての間違いに気づき、本気で今いるお子さんと遊ぶようになった美沙さん。2回目に来られたときは、表情がやわらかくなり、

「子どもと遊ぶことが楽しくなってきました」と話していて、心からよかったと思いました。もしもこのまま二人目が妊娠できなかったとしても、お母さんとたっぷり遊べている今いるお子さんは、ものすごく幸せを感じているはずですから。

結果的に、カウンセリングを始めて半年後、美沙さんは46歳で二人目を妊娠して無事にかわいい女の子を出産しました。

二人目を希望される方には、初回のカウンセリングで必ず「今いるお子さんを心から大切にしてください」「お子さんとめいっぱい遊んでください」と話していますす。「妊活ではお金がかからないことに本気で向き合うことが大事」とはすでに述べましたが、子どもと遊ぶこともお金がかからないことです。二人目不妊で悩んでいる方は、ぜひ本気でやってみてほしいのです。

今いるこの子にとって、この瞬間は今しかありません。お子さんもお母さんも心から楽しめることを一緒にしましょう。それをくり返すうちに、ご自身が楽しくなり、心の底から楽しめるようになったら、妊娠が近いのではないかなと思います。

Message from Ayaka ―― 綾花先生からのメッセージ

美沙さんは食事は手作り中心で、夜もお子さんと早く寝ていたため、生活面での改善点はほとんどありませんでしたね。漢方薬も必要最低限のものだけの服用でしたが、お子さんと真剣に遊び、心から楽しんだことで、46歳という高齢でも自然妊娠が叶ったのだと思います。赤ちゃんを抱いて遊びに来てくださったときの笑顔が忘れられません。

妊活格言

Ayaka's Proverb

二人目妊活で大切なのは今いる子どもと「本気で遊ぶ時間」を楽しむ

「今いる子どものためにも、もう一人欲しい」のであれば、まずは今いる子どもを大切にしてください。子どもが望む・喜ぶ遊びをたくさんして、うれしそうな表情を見ていれば、きっとお母さんも楽しくなってくるでしょう。その心の動きが、体にもよい影響を与えるのです。

CASE 08

亡くなった上の子への思いを手紙で書き、取り戻せた自分の人生

来店時の年齢／43歳（夫44歳）
妊活歴／約4年

Profile

お名前●大崎麻里さん（仮名）
仕事●教員
これまでの治療●漢方薬を服用し3カ月で妊娠
性格●真面目
夫婦関係●とても仲がよく、お互いを思い合っている

1歳でお子さんを亡くし憔悴。しかし仕事復帰まで2カ月しかない

不妊カウンセリングでは、これまで数多くの方の人生をともに過ごしました。悩みを解決したり、悲しみを乗り越えるときを見守ってきました。その中でも、ときおり奇跡とも思えるような出来事に遭遇することがあります。麻里さんのケースもそうでした。

麻里さんがはじめて不妊カウンセリングで来店されたのは43歳のとき。ほんの1カ月半前に、長男の直人くん（仮名）を1歳で亡くしたばかりでした。

もともと麻里さんは36歳ごろから妊活をスタート。なかなかうまくいかず、40歳のときにパートナーのすすめで漢方薬の服用を開始。3カ月で自然妊娠したのですが、妊婦健診でのエコーで、胎児のダウン症の可能性を指摘されたそうです。麻里

さんご夫婦はすべてを受け入れる覚悟で出産されました。

誕生した直人くんには、先天性心疾患などの合併症もあり、何度も入退院をくり返し、在宅酸素療法を受けながら自宅で過ごしていたそうです。ところが1歳のときに受けた手術で、手術自体は成功したもののその後、急変。1年という短い生涯を終えることになってしまったのです。

お子さんを亡くされて間もない麻里さんは、生きる気力を失っているようでした。ひょっとすると、ご自身も直人くんのもとへ行きたいという思いを抱えていたのかもしれません。それほど憔悴《しょうすい》しきっていました。

しかし、2カ月後には仕事復帰しなければならないとのこと。本来であれば育児休暇中で、復帰はまだまだ先のはずでしたが、直人くんが亡くなったことで、育児休暇も打ち切られることになったそうです。

今は何かをする気力もない、朝起きることもできない状態で、このまま2カ月後に仕事復帰ができるとは思えず、相談に来られたのでした。

亡くなった息子さんへ毎日手紙を書いてもらいました

私も母親です。我が子を亡くすということがどれほどつらいことか、どれだけ切なかったのか、身に染みてわかります。麻里さんのこれまでのお話を聞きながら、私も涙が止まりませんでした。

そして、CASE06で紹介した真理子さんのように、「子どもは親を選んで生まれてくる」というお話を麻里さんにもお伝えしたのです。

「子どもは空から『このお母さんがいい』と選んで、しかも自分がどれだけ生きられるかもわかったうえで、生まれてくるという説があります。

いずれ私たちも直人くんがいる世界に行きます。そのときに、勇敢な直人くんの母親として、『お母さんはちゃんと生きたよ』と報告したほうが、直人くんも喜ぶと思いませんか？」

ずっと泣きながら聞いていた麻里さんは「本当にそうですね」とうなずき「2カ月後に仕事に復帰したとき、職場で子どもを見ても泣かない自分になりたいです。それで、もしもできることなら、もう一人授かりたい。43歳ですし、積極的な不妊治療をするつもりはありませんが、自然に授かることができればうれしいです」

麻里さんの場合は、妊活よりも仕事復帰が優先です。ただ2カ月間でどこまで麻里さんの心と体は回復することができるだろうと、私は正直不安になりました。でもタイムリミットは決まっています。「やってみる」という麻里さんを信じて、私にできることをさせていただくことにしました。

まず漢方薬・サプリメントについては、気力を養うものに加えて、エネルギーを作り出すことが得意なものを飲んでもらうことにしました。それが何よりも大切でした。そして、「育自日記」はみなさんに書いていただくのと同じ、その日の出来事やその日の気持ちを書いたノートを1冊。さらに麻里さんには特別に、直人くんへの手紙をしたためるノートを1冊書いてもらうことにしました。

人間は「ああしておけばよかった」「こうすればよかった」という思い残しがあると、過去にとどまったままで前に進めません。麻里さんもきっと「直人くんが生きていたら、もっと抱きしめてあげたかった」「直人くんが生きていたら、もっといろんなところに遊びに連れて行ってあげたかった」という叶わなかったたくさんの思いがありました。その思いを昇華させるためには、今ある悲しさ、つらさ、苦しさをすべて出し切る必要があります。それが直人くんへの手紙なのです。

「お母さんが直人くんとどれだけ一緒にいたかったか、どんなことをしてあげたかったか、その思いをノートに書きましょう。毎日何ページ書いてもいいです。麻里さんの思いを素直に直人くんにお手紙で書いてくださいね」

子どもを失った悲しみは変わらないけれど、心の整理は進んでいることを確信

次の麻里さんのカウンセリングは10日後になりました。私は麻里さんが書いてきたノートを見て驚き、そして泣いてしまいました。これまで数千人ものカウンセリングをしてきましたが、麻里さんほど丁寧に、そして素直な思いを吐露している人はいなかったからです。たとえば、ある日の直人くんへのお手紙。

「直くんへ。今日はお父さんと海を見に行ったよ。空港の近くで飛行機が何度も見られたよ。雲がきれいだったよ。不思議だったけど、直くんも一緒に見ていた気が

したよ」

私がノートを読んでいる間も、麻里さんは涙を流していて、心の傷の深さを改めて感じました。一方で、失った悲しみは10日前と変わらなくても、これほど丁寧に毎日しっかりと書き続けている様子を見ると、心の整理も少しずつ進んでいくだろうと確信したのです。

さらにエネルギーを作り出すことが得意なものを飲むことで、朝起きるのが楽になり、体が温まってきたことを実感していて、少し動き回れるようになったとのこと。それが心の元気にもつながっているように感じました。

「直人くんは今の麻里さんを見て、きっと喜んでいますね」とお伝えすると「本当にそうですよね」と泣きながら微笑んでいらっしゃいました。そして私はもう一つ麻里さんにワークをお伝えしました。

「直人くんと一緒に行きたかった場所に、すべて行ってください。そこに行くと、麻里さんは今以上に感情があふれ出し、泣いてしまうかもしれません。でも、今の麻里さんには、『直人くんと一緒に過ごしたかった』という気持ちを感じ切ることが大事なんです」

麻里さんは静かにうなずいていました。

息子さんの死を受け入れ仕事復帰。さらに自然妊娠へ

その次のカウンセリングは3週間後に設定し、その間はノートを写真に撮って、ときどき送ってもらうことにしました。

すると書かれている内容が、少しずつですが変わってきたのです。

書き始めた最初のころは「どうしてお空に帰ってしまったの？　どうしていなくなってしまったの？」という、悲しみと怒り、納得できない気持ちが混ざり合った

ような文章だったのですが、次第に「お母さんを選んで生まれてきてくれたんだね」「お空で見ててくれてるよね」という、直人くんの死を受け入れようとする文章に変化していきました。


そして仕事復帰前、最後のカウンセリング。

このころには、麻里さんは朝もちゃんと起きられるようになり、街でお子さんを見ても泣かなくなっていました。

「何かをきっかけに泣いてしまうことはあるかもしれませんが、でももう大丈夫。仕事復帰できそうです。それにもう一度子どもを授かれたらと思っていましたが、なぜか今は授からなくてもいいかなという気持ちになってるんです。

…ただ…。なんとなく二人目が来てくれる気がするんですよね」

と笑顔で話す麻里さんに、「私も心からそう思います」とお伝えし、カウンセリングは終了しました。

そして麻里さんが仕事復帰してしばらくたったころ、「直くんの夢を見ました。直くんが『お母さん、赤ちゃんがくるからね』って言ってました」という、驚きつつもうれしくなるような連絡がきました。

その後「先生、妊娠しました」というメッセージが届いたのは、それから3カ月後のこと。麻里さんは44歳で、健やかなかわいい女の子を出産したのでした。

Message from Ayaka ―― 綾花先生からのメッセージ

心の声を丁寧に感じて向かい合い、人はこれほど変わっていけるのだと、麻里さんに改めて教えてもらったことに感謝しています。傷ついた心を癒やすことの大切さも理解していたつもりですが、麻里さんと出逢い、麻里さんとのカウンセリングを通して、改めて実感することができました。

妊活格言

Ayaka's Proverb

深呼吸をして、素直に自分の感情を感じてみる。そのまま書くことが、前に進む大きな一歩に！

一人ではつらくて、向き合えないこともあります。そのときは適切なメッセージを伝えてくれる専門家との時間がおすすめです。

CHAPTER

第5章

Infertility Counseling

実母への思いが足かせに！自分が母になるために挑戦したこと

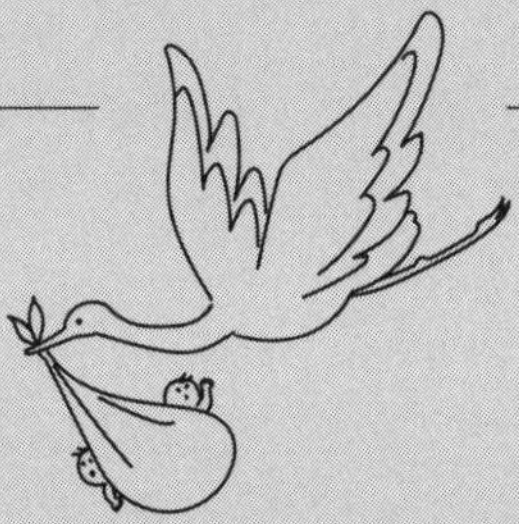

CASE
09

母への罪の意識から自由になれた一通の手紙

来店時の年齢／41歳（夫50歳）
妊活歴／約4年

Profile

お名前●丸山佳代子さん（仮名）
仕事●工場で3交代勤務
これまでの治療●体外受精を数回
性格●やさしく、おっとりしたタイプ
夫婦関係●仲は良好

ベストな状態で凍結胚を戻すために

すでに4年近く不妊治療を続け、体外受精をしていた佳代子さん。採卵をくり返してもなかなかうまくいかなかったのですが、ようやく胚盤胞《はいばんほう》にまで到達した凍結胚が2個できたとのこと。年齢的にもこれが最後のチャンスかもしれないし、これがダメならあきらめようと思っているので、できる限りのことをやりたいと、来店されました。

女性の卵巣の中には、原子卵胞という卵子のもとが眠っていて、原子卵胞は3カ月以上かけて成長し、排卵されます。ですから、可能であれば約半年かけて体づくりをしたあとに、採卵してもらうのがベストです。しかし佳代子さんの場合はすでに採卵を終えていたため、受精卵をかえることはできませんがそれを迎え入れる最高の状態をつくりましょう、と話しました。加えて、体を整えていけば自然妊娠も不可能ではないため、半年間体づくりをしながら、夫婦生活ももっていただくことになりました。

病院での検査結果を拝見すると、子宮内膜が薄く、ホルモンバランスもあまりよくありません。ホルモンバランスをくずす原因は、ストレスや睡眠不足などさまざまありますが、佳代子さんのように3交代勤務で寝る時間がバラバラであることも、原因の一つ。年齢が若かったり、体力が十分ある方であってもリスクは高いのに、佳代子さんは40代です。

「佳代子さんの年齢と、3交代勤務という仕事形態は、正直、妊娠・出産においてはかなり不利になります。漢方薬・サプリメントを飲みながら、食事や生活の見直しもがんばりましょう」

そうして佳代子さんの体づくりが始まりました。

どことなく感じる「影」の存在

カウンセリングをしていると、その人の性格や妊活の取り組みの様子から「この人はもうすぐ授かりそうだな」とか「この人は時間がかかるかも」と感じることがあります。佳代子さんは「授かってほしいな」と思わず願ってしまうような人。これまで何かに文句を言ったり、誰かを憎んだりするようなこともなく、真面目に、実直に生きてこられたのだろうなと思える人でした。パートナーと知り合った年齢が、たまたま遅く、子どもが欲しいと思った時期が今になってしまったけれど、ぜひお母さんになってほしいと思えたのです。

ただ一方で、佳代子さんにはなんとなく「影」のようなものを感じていました。どこからきているのか、そのときはわからなかったのですが…。

ある日のカウンセリングで、イメージ療法の一つとして「こうなったらいいなという未来を日記として過去形で書いてきてください」というワークをお伝えしました。

たとえば、「子どもが生まれたら家族3人でピクニックに行きたい」ならば「ポカポカした日に公園へ行ってきた。お弁当の卵焼きはちょっとしょっぱかった」などのように、五感で感じながらできるだけ具体的に書くのです。経験したことのないことは書けない人が多く、うまく書けるようになるまで時間がかかりますが、佳代子さんの場合、何度やってもうまくいきません。私は、佳代子さんに感じていたことを確認することにしました。無意識に「妊娠するのは無理だ」と思っていると感じたのです。

実際、無意識のうちに自分の心にブレーキをかけてしまっているために、なかなか妊娠できないケースがいろいろあります。たとえば、自分が子どものころ、親のせいで悲しい思いをしたことがある人は、同じような思いを我が子にさせたくないから、親になりたくない…といったケースです。結婚したから子どもをつくろう！と表面上は思っているものの、潜在意識では母になることを恐れているのです。

佳代子さんにもそのお話をしたところ、実は…と泣きながら話してくれました。

母親はみんな我が子の幸せを一番に願っています

「実は、弟が引きこもりで…。家族に暴力をふるったり、家の中で暴れたりしていました。父は他界していたので、母はすごく大変だったと思います。

でも、私はそんな家から出てしまいました。母だけが弟の暴力の対象になってしまうことを知りながら、母だけを残して、私は一人暮らしを始めてしまったんです。

母を見捨てて逃げ出してしまうような無責任な私が、母親になっていいんでしょうか。そんな資格はないと思うのです」

自分が産んだ子どもが、弟のようになってしまったら…という恐れも感じていたのだと思います。自分を責める佳代子さんに、私はこう話しました。

「お母さんや弟さんに何をしてあげられたのか、正直今となってはわかりません。…でも、『お母さん、ごめんなさい』という気持ちを手紙に書いてみませんか」

そして佳代子さんが書いた手紙は次のようなものでした。

「自分のことだけ考えて、一人だけ家を出てしまって本当にごめんなさい。お母さんがどうしているのか、いつも気がかりでした。たまに帰ったときも、心配しつつも、その話には触れられませんでした。私は何もできなかったこと、本当に申し訳なく思っています。

私は今、赤ちゃんが欲しくて不妊治療をしています。赤ちゃんが生まれたら、お母さんに抱っこしてもらいたいです」

どんな母親も、我が子の幸せを一番に願っているもの。お母さんも佳代子さんを責める気持ちなど、微塵もないはずです。そう佳代子さんに伝えると、少し肩の荷が下りたような笑顔を見せてくれました。実際、その後直接お母さんに会って謝ったところ、お母さんも少し涙ぐみながら「気にしなくていいのよ」と言ってくれたそうです。

そうしてカウンセリングを始めて約1年。心も体も整ってきたころに、佳代子さんは凍結胚を戻しました。1つ目の凍結胚はうまくいきませんでしたが、2つ目、最後の凍結胚で妊娠。10カ月後にかわいい男の子が誕生したのでした。

Message from Ayaka —— 綾花先生からのメッセージ

佳代子さん、話してくれてありがとう。「母を置いて逃げた」という自分を責める気持ちから自由になって、お子さんを迎えられましたね。本当におめでとうございます。お母さまへの手紙を書いたことで親になることへの恐れがなくなり、自信がもてるようになったのですね。見えない呪いを解いたことが、新たな道を開いたのではないかと思っています。

妊活格言

Ayaka's Proverb

無意識に心にかけたブレーキをゆるめましょう

妊活をしている一方で、実は潜在意識の中では母になることを恐れているということも。なぜ母親になりたいのか、今一度考えてみましょう。

CASE
10

妊娠にブレーキをかけていた、亡くなった母への思い。気持ちを解放するうちに妊娠へ

来店時の年齢／32歳（夫32歳）
妊活歴／約1年

Profile

お名前●平尾詩織さん（仮名）
仕事●教員
これまでの治療●検査で多嚢胞性卵巣症候群、子宮内膜ポリープが判明
性格●責任感が強く、ハキハキしている
夫婦関係●仲は良好

年齢も若く漢方薬も続けているのに、妊娠しない理由は…

詩織さんは、中学校の先生。年齢は32歳と若いのですが、病院の検査で多嚢胞性《たのうほうせい》卵巣症候群であること、子宮内膜ポリープがあることがわかっていました。そのうえ仕事が非常に忙しい。特に詩織さんは運動部の顧問を務めていたこともあって、週末も出勤になることが多かったようです。そのため通院もままならず、積極的な不妊治療はしていませんでした。

一方で漢方薬はすでに1年ほど前から服用。「お血《けつ》体質」であるとわかったことから、それを改善する漢方薬を飲み続けていましたが、基礎体温は以前と変わらず低温期が長く、体温も全体的に低め。年齢も若く、1年間飲み続けているのに、なかなかその効果が表れていませんでした。

疲れや精神状態、生活習慣などによって漢方薬の効果が半減したり、ホルモンバランスがくずれるケースもありますから、心のカウンセリングをすることになったのでした。

早くに母を亡くし「しっかりしないと」というがんばりが悪影響に

詩織さんの話を聞くと、部活の顧問としてかなり強い責任を感じていることがわかりました。大会で好成績をおさめるような部活であったため、「生徒たちのために」という思いも強かったようです。

しかし、仕事への思いが強すぎて、「子どもが欲しい、妊娠したい」という気持ちがあるものの、「今、妊娠したら困る。生徒を大会に連れて行けなくなってしまう…」と無意識で考えていることに気づき、本人も愕然としました。

自分にとって、赤ちゃんも仕事もどちらも大切。これが詩織さん自身も気づいていなかった本心だったのです。このまま赤ちゃんが授からなかったら、教員をやめることも検討していた詩織さんでしたが、教員を続けながらカウンセリングで心のもち方を変えていきましょうとお伝えしました。

しかし詩織さんの心のブレーキになっていたのはこれだけではありませんでした。さらに詳しくお話を聞いてみると、詩織さんが中学生のころにお母さまを亡くしていたことも一因だったのです。

詩織さんには弟さんがいらして、母親が亡くなってからは父親を助けるために、長女として弟さんの面倒を責任をもってみてきたそうです。「私がしっかりしなければ」「私ががんばらないと」という思いが、今の強い責任感につながったのでしょう。しかしこの「がんばらないと」という張りつめた状態は血のめぐりを悪くし、妊娠を希望する体には悪影響。いかに気をゆるませるかがポイントだと感じました。

そこで詩織さんに伝えたワークは2つ。

「お母さんが生きていたら、してほしかったことを手紙に書く」「将来子どもが生まれたら何をしたいかをノートに書く」ということです。

ふたをしていたお母さんへの感情＝「気」が滞る原因でした

そして2回目のカウンセリング。

詩織さんは「手紙がなかなか書けなくて、難しかったです」と言いながら、ノートを見せてくれました。

心の奥底で行き場を失った感情を書き出そうとすると「今さらそれを書いて何になるの？」「何も変わらないでしょ」という思いが湧き、書けなくなってしまうことがあります。詩織さんもそうでした。「お母さんにもっと甘えたかった」「お母さんともっと過ごしたかった」という思いはあるものの、それはお母さんを責めている、お母さんに文句を言っていることにつながるようで、その感情にふたをしていたのです。その気持ちを見ないように、向き合わないようにしてきた、それこそが、「気」の滞りをつくっている原因でした。

前の章でも書いていますが、東洋医学では健康な体は「気・血・水」がめぐることが大切だと考えます。感情にふたをしていたことで「気」のめぐりが悪くなり、ひいては不妊の原因の一つになっていたのです。

詩織さんはお母さんへの手紙をようやく書けたことに加え、子どもが生まれた未来も合わせて書いたことで、「私は本当はこれを望んでいるんだ」と実感でき「すっきりしました」と笑顔になっていました。

我慢が続くと、血管が収縮し、血のめぐりが悪くなります

詩織さんは「気」の流れを悪くしていた原因に向き合うことができ、大きく一歩前進です。ところがこれ以降、詩織さんの仕事が非常に忙しくなってしまい、日々の心のトレーニングや「育自日記」を書くことすらできなくなってしまいました。月に一度のカウンセリングは続けていたものの、忙しすぎて体によい食事も満足に作れず、土日も部活で休めていませんでした。

しかしこのころから詩織さんに少しずつ変化が現れました。本来、詩織さんは自分にも厳しく、生徒たちの甘えも許せないタイプ。ただ部活動では自分の感情を抑え込んで、生徒にできるだけやさしく接していたそうなのですが、はじめて生徒に愛をもって叱ることができたのです。

気持ちを抑圧させ我慢すると、血管が収縮して血流が悪くなり、体が冷えます。

ストレスもかかりホルモンバランスも悪くなるため、卵の育ちも悪くなる…という悪循環になってしまうんですね。こういった体のしくみを説明するたび「我慢していたことも妊娠にはよくなかったんですね」と一つずつ納得し、日々の生活を反省することをくり返していました。

「こんな私じゃ無理だ」ではなく「こんな私だからこそ、母になれるはずだ」

学校が夏休みに入っても、詩織さんの忙しさは相変わらずでした。忙しくて育自日記を書けないこと自体がストレスに感じるようになったり、食生活や生活習慣が改善できないことに罪悪感をもってしまったりしていました。

「ノートを書けない自分も許しましょうね。がんばっているのだから、むしろ自分をほめてあげましょう。罪悪感で自分をいじめても授かるわけじゃないですからね。

詩織さんほど生徒のことを考え、もしかしたら生徒の親御さんよりも勝利を祈っている人が母になれないわけがないと、私は思います。

『こんな私じゃ無理だ』じゃなくて『こんな私だからこそ、母になれるはずだ』と思いましょう」

詩織さんは「それなら今の私にもできます」と、忙しい中でもできることを見つけて続けていくようにしたのです。

そうやって心のもち方を変える練習をくり返しながら、秋になり、冬になり……。約1年間の漢方薬&サプリメントの服用とカウンセリングをくり返し、忙しい中でできることをできる範囲でやっていた詩織さん。ついに妊娠の報告があったのは年が明けて1月のことでした。

Message from Ayaka —— 綾花先生からのメッセージ

妊娠してからも出産予定日1カ月前までカウンセリングに通ってくれた詩織さん。大きなおなかに触れながら、改めてどういうお母さんになりたいのかを書いて、イメージ療法を続けましたね。亡くなったお母さんから詩織さんのことを託された気分でした。妊娠の知らせを受けて自分の娘のことのようにうれしかったです。

妊活格言

Ayaka's Proverb

自分を責めない。感情を抑え込まないで適切に外に出す

赤ちゃんが欲しいと願っていても、無意識に心にふたをしてしまっていることもあります。心にふたをしてしまうと、気のめぐりが滞り、妊活にも悪影響に。カウンセラーなど専門家や周りの人を頼って、心のブレーキを解除してみて。

CHAPTER

第6章

Infertility Counseling

漢方について知っておいてもらいたいこと

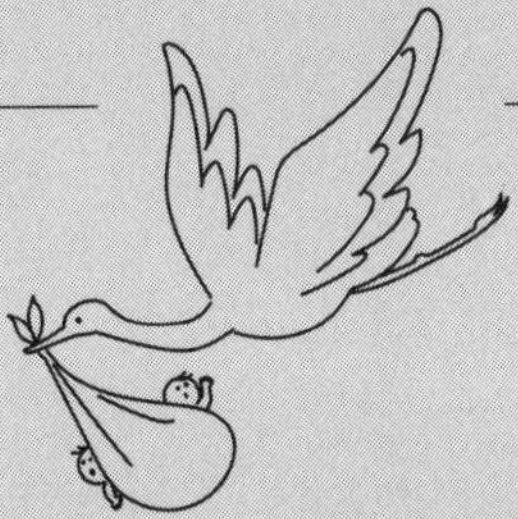

1200組を超えるカップルの悩みをサポート

漢方で妊娠力を高め、健康で元気な赤ちゃんを

「漢方の麗明堂」には、地元宮崎だけでなく全国から相談が寄せられています。これまでの約30年間で1200組を超えるカップルの悩みをサポートしてきた「漢方の麗明堂」の子宝相談とは？

「漢方の麗明堂」は、創業60年を迎えた漢方薬局。地元・宮崎だけでなく、日本全国から届くさまざまな悩みに対応しています。特に子宝相談では長年にわたって信頼の実績があり、約30年間での妊娠報告は1200人以上！

私が生まれるまでに、私の母は流産を三回くり返しました。そのときあきらめずに、東洋医学で体質改善をして生まれたのが私なんです。母のような悩みを抱える人々をサポートしたいと子宝相談を始めました。麗明堂の子宝相談では、独自の漢方相談によって「不妊の原因」を見つけ、漢方や健康食品を使いその原因を根本から改善。さらに金丸綾花によるカウンセリングで、体も心も見つめ直し妊娠を全力でバックアップしています。不妊治療に関する長年の知見をもとに「ステップアップをすべきなのか」「この治療法は、私に合っているのか」といった、クリニックでは聞きに

くいことも気軽にご相談いただいております。

「どの漢方薬を飲んだら妊娠できますか？」というご質問を受けることが多いのですが、私たちひとりひとりの顔や性格が違うように、その人の体質や体の状態もさまざま。「妊娠できる漢方薬はコレ」というものはなく、ひとりひとりベストな漢方処方は異なります。直接お会いしてじっくりとお話をうかがい、そのうえでその人に一番合ったものを選んでいきますが、遠方などで来店できない場合は、Ｚｏｏｍや電話での相談も受け付けています。妊娠するためだけではなく、無事に出産するまでフォローできるのが漢方相談のメリットの一つ。漢方で体質改善をはかって、妊娠をめざすのはもちろん、健康で元気な赤ちゃんを抱いていただきたいですね。（金丸幸市先生談）

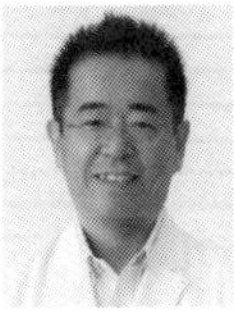

金丸幸市先生

漢方の麗明堂 薬剤師

PROFILE

漢方の麗明堂の二代目薬剤師として30年前から子宝相談を始める。漢方の麗明堂 代表取締役社長。漢方会の九州地区会長。

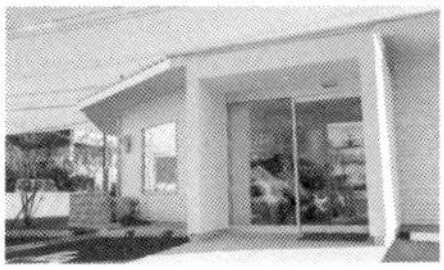

漢方の麗明堂

https://reimeido.com
宮崎県宮崎市佐土原町
大字下那珂3599-1
電話番号:0985-72-2368
営業時間:10:00〜18:00
定休日:水・日曜日
子宝相談は予約制
（初めての方は対面、Zoom、電話とも2時間30分くらいかかります）

子宝漢方Q＆A

「体質改善のために漢方がいいと聞いたけれど、西洋薬とどんなふうに違うのかな？」「どのくらい続けたらいいのだろう？」など、漢方についてわからないことがあるという人もいるかもしれません。そこで、麗明堂の薬剤師である金丸幸市先生に子宝漢方についてお話をうかがいました。

Q．妊活に漢方がいいと言われるのはなぜですか？

妊娠しやすい体づくりは、漢方が得意とするところです。漢方薬は自然な生薬で食べ物に近いものを使っていますから、毎日飲み続けることによって体質改善することができます。また漢方の相談を利用することで、さまざまなメリットがあります。特に不妊においては、同じ漢方薬を飲んでいても、カウンセリングを受けている人と受けていない人では妊娠率が28％違うというデータもあるほど。子宝相談をしている薬剤師と相談することで、心が落ち着いたり不安が解消されたりなど、妊娠によい影響があるでしょう。

私は「漢方だけが不妊にいい」と思っているわけではありません。私たち薬剤師は、医師と違って診断はできませんし、手術もできません。ですからその人の体の状態によっては、西洋医学を頼ることを優先する場合もあります。年齢が高い場合や、明らかに不妊の8つの原因（168ページ）が当てはまる場合は、クリニックでの治療と同時に漢方での体質改善を行い、妊娠への最短ルートを歩んでいただきたいですね。

Q．漢方相談ではどんなことをしますか？

質問書をもとに、体の状態をうかがっていきます。麗明堂では77の質問を用意して、その回答をもとに体のどこが弱いのかを導き出しますが、まず胃腸の弱い人は妊娠しにくいと考えます。東洋医学には「胃は中なり」という考え方があり、胃は体全体の真ん中にあるという意味と、病を治すときの中心となるのは胃腸ですので、胃腸を整えないと何事もうまくいかないという意味があります。食べたものがきちんと胃で消化されて、うまく腸で吸収されて、その栄養が子宮や卵巣まで届くことが、結果的に妊娠への近道になるのです。

Q.どのくらい続ければ効果が期待できるものでしょうか

赤血球が入れ替わるのに約120日かかることから、だいたい4カ月ほどで効果を感じられるとお伝えしています。ただ妊活においてはゴールの見えないマラソンを走っているようなもので、人によってそのゴール地点はさまざまなんですね。でも一つ言えることは一歩一歩進まないとゴールには近づかないということ。私は子宝相談にお見えになっている方に寄り添い、温かく応援していきたいと思っています。ちなみに当店のデータでは、1年以上欠かさず飲み続けている方の7割以上が妊娠しています。

Q．漢方薬のメリットを教えてください

漢方薬で体質改善すれば、悪化することが少ないのがよいところ。一時的に症状を抑えるものとして使う西洋薬とは対照的に、漢方薬は根本的な原因から治していきます。たとえるならトランポリンで一気に上がるのが西洋薬で、時間はかかるけれど一段一段階段で上がっていくのが漢方薬。食事や生活習慣に気をつけて生活する（生命を養う）ことを「養生」と言いますので、日ごろから養生を続けていけばよい状態をキープすることができて、悪化しにくいのです。

デメリットをあげるとすれば、副作用がないわけではありませんので、きちんと漢方薬剤師に相談して、自分の体に合った薬を選ぶことが大切だと思います。

Q.「養生」は、どんなことに気をつければいいですか？

まず早く寝ること。夜10時から朝の4時は、疲れをとったり、血液やホルモンをつくるためのゴールデンタイムです。できるだけ早めに寝ることが大切。食事は和食中心にして栄養バランスに気をつけて、ゆっくり食べること。お風呂は湯船につかること。他にもたくさんありますが、養生については人によって違うので、相談された薬剤師に何をするといいのかを聞いてみるのがいいと思います。

Q.東洋医学では不妊の原因はどこにあると考えますか？

私の30年の子宝相談の経験から、次の8つに着目しています。

①冷え　②血行　③ホルモンバランス　④胃腸　⑤疲れ・体力

⑥ストレス　⑦ダイオキシン類　⑧食生活

近年、不妊で悩む方が増えているのは、食生活や環境ホルモンの影響もあるのではないかと考えています。

Q.漢方薬と一般に病院でもらう薬（西洋薬）とは何が違うのですか？

私は、西洋薬は病気になってから処方される薬、つまり診断がないと医師からもらえない薬だと考えています。ですからまだ風邪を引いていない状態で「風邪を引きたくないから薬をください」と言っても病院では薬を処方されませんし、そういう西洋薬はないんですね。

一方、漢方薬は「効かせる」というよりも「整えるもの」と考えてください。高い血圧を下げる西洋薬はたくさんありますが、高い血圧は下げて、ちょうどいいところで整えていくことができるのが漢方薬。そこが大きな違いだと思います。

おわりに

本書と出逢い、最後までお読みいただきありがとうございました。

今回この本を出版するにあたり、改めておひとりおひとりのことを思い出しながら何度も涙が出ました。おひとりおひとりの人生は深淵で美しく、真摯に向き合う姿は尊くて心からの畏敬の念を感じるのです。

相談に来られた方の「母」のような気持ちで、パートナーの方が来てくださったときには「ありがとうございます。ご協力をどうぞよろしくお願いいたします」と、娘をお願いするかのように自然と頭を下げていました。妊活期間は、一緒に考え、一緒に泣いて、一緒に喜び、一緒に笑う。そんなかけがえのない日々でした。

新しい「命」を迎えるという、人生の中で大きな節目となるお時間をともに過ごす相手として私を選んでくれたことに感謝しかありません。

幸せになってください。

赤ちゃんがいてもいなくても、本来あなたは幸せになるために生まれてきた存在である、ということを、どうぞ忘れないでください。

あなたの中にはすでに未来のあなたの子どもがいます。卵子という状態で、あなたがあなたのお母さんのおなかの中に宿ったときから、ずっとあなたの人生をともに生きてきました。悲しいとき、寂しいとき、楽しいとき、うれしいとき、いつも一緒であった卵子は、あなたの気持ちをいつも一緒に感じているのです。あなたが食べたものでつくられてもきたのです。

どうぞ今日から改めて、やがて来る未来の子どものためにも、自分の心と体によい食べ物を食べて、楽しい毎日を送ってください。心から応援しています。

本書を刊行するにあたり、お世話になった方たちにお礼を申し上げます。

娘の里紗、玲美、私のもとに生まれてきてくれてありがとう。あなたたちが私の子どもとして生まれてきてくれたから、私は母になることができました。たくさんのことを学ぶことができました。どんなときでもあきらめずに生きてくることができました。

夫である幸市さん、どんなときでも温かく見守っていてくれるあなたがいるのでいろんなことにチャレンジできています。

幸市さんのお父さん・征男さん、お母さん・敬子さん、知らない土地で心細い私をいつも大きな愛で包んでくださいました。

いつも厳しくもやさしくメンターとして導いてくださるベストセラー作家の本田健さん、そして、その仲間の方々。

折に触れ温かく見守ってくださるKDDI創業者の千本倖生さん。

clubhouseで出逢い、いつも私を応援してくださるフリー編集者の斎藤りゅう哉さんはじめ仲間の皆さん。本のエネルギーを高める協力をしてくださったカイロプラクター・ライフエネルギーコーチの三上隆之さん。人生は優しくすばらしい世界と教示し見守ってくださる心理カウンセラーの白石美帆さん。温かく新しい人生の扉を開けてくれる声の総合プロデューサー下間都代子さん。

出版にあたりご尽力いただいた出版プロデューサーの川田修さん、主婦の友社で編集担当してくださった鵜澤みな子さん、大隅優子さん、みなさま本当にありがとうございました。

生まれてきてくれてありがとう。

出逢ってくれてありがとう。

これまで出逢ったすべての方へ心からの感謝を込めて…

そして未来、自分の人生を幸せに生きていくあなたへ…

金丸綾花

金丸綾花

Ayaka Kanemaru

不妊カウンセラー・ヒーラー

PROFILE

かねまる　あやか●

日本不妊カウンセリング学会認定不妊カウンセラー。日本胎内記憶教育協会認定講師。医薬品登録販売者。ソウルヒーラー。

夫の金丸幸市氏が経営する「漢方の麗明堂」で、不妊に悩むカップルの心のケアを担当。

また、命が輝く生き方をテーマに、胎内記憶教育をベースとしたインナーチャイルド療法を取り入れたセッションやセミナーを運営。心身ともに健康で幸せになり、命を大切にすることができるようにサポートしている。

著書にKindle版『しあわせへの道：いのちを愛する』（金丸弥錫の名義で刊行）。

ホームページ：https://happy-path.net/

STAFF

装丁・ブックデザイン………佐藤 学(Stellablue)
カバー撮影……………………土屋哲朗
構成……………………………加藤夕子(リワークス)
校正……………………………文字工房燦光、C- パブリッシングサービス
DTP …………………………松田修尚
プロデュース ………………川田 修 (リベルタ・パートナーズ舎)
編集協力 ……………………松本夏菜
編集担当 ……………………鵜澤みな子
編集デスク……………………大隅優子(主婦の友社)

癒《い》やしのカウンセラーが見《み》た 赤《あか》ちゃんを迎《むか》えた人《ひと》がしている 10のこと

2025年3月20日　第1刷発行
2025年6月20日　第2刷発行

著　者／金丸綾花《かねまるあやか》

発行者／大宮敏靖
発行所／株式会社主婦の友社
〒141-0021　東京都品川区上大崎3-1-1　目黒セントラルスクエア
電話 03-5280-7537(内容・不良品等のお問い合わせ)
049-259-1236(販売)
印刷所／中央精版印刷株式会社

ISBN978-4-07-461439-4

■本のご注文は、お近くの書店または主婦の友社コールセンター（電話 0120-916-892）まで。
*お問い合わせ受付時間　月～金（祝日を除く）10:00 ～ 16:00
*個人のお客さまからのよくある質問のご案内　https://shufunotomo.co.jp/faq/